한자능력 검정시험

5급

배영사

한자능력시험 5급

엮은이 : 편집부

펴낸이 : 김진남

펴낸곳 : 배영사

등 록 : 제2017-000003호

주   소 : 경기도 고양시 일산서구 구산동 1-1

전자우편 : baeyoungsa3467@naver.com

전화번호 : (031) 924-0479

팩 스 : (031) 921-0442

ISBN 979-11-960665-3-6

머 리 말

우리의 문화와 역사는 오랫동안 한자 문화권에서 발달해 왔기 때문에 한자를 모르고는 우리의 문화를 제대로 이해할 수 없는 것이 사실입니다.

그것은 우리가 사용하는 낱말의 많은 부분이 한자어로 이루어졌기 때문입니다. 따라서 한자는 낱말의 뜻을 명확히 밝혀주는 중요한 구실을 합니다.

일상생활이나 교과 학습에서 낱말의 뜻을 정확히 안다는 것은 매우 중요한 일입니다. 한자를 알면 일단 낱말의 뜻을 정확하고 쉽게 파악할 수 있으므로 전반적인 학습에 크게 도움이 됩니다.

이 책은 한자능력검정시험에 응시하고자 하는 분들에게 한자를 보다 쉽고 효율적으로 공부할 수 있도록 급수별로 분리하였고, 한글세대에게 익숙한 가나다순으로 배열하였으며, 각 글자마다 예시 단어를 많이 실어 한자의 활용에 대해 정확하게 이해할 수 있게 하였습니다.

훈음쓰기에서는 새로 습득한 한자를 다시 한 번 익힐 수 있게 하였고, 독음쓰기에서는 예시 단어를 확실히 배우고 넘어가게 하고 연관된 한자를 지루하지 않도록 배열하여 자연적으로 습득이 되도록 하였습니다. 일상생활에서 자주 접하게 되는 사자성어 및 출제 예상 문제를 수록하여 실전에 대비하게 하였습니다.

아무쪼록 이 책으로 공부하시는 독자 여러분에게 커다란 성과가 있기를 기원합니다.

엮은이

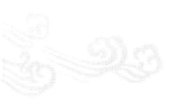

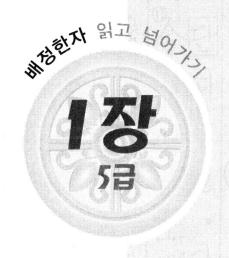

배정한자 읽고 넘어가기

1장
5급

가	可 옳을 가	加 더할 가	家 집 가	歌 노래 가	價 값 가	角 뿔 각	各 각각 각	間 사이 간
	感 느낄 감	江 강 강	強 굳셀 강	改 고칠 개	開 열 개	客 손님 객	去 갈 거	車 수레 거	擧 들 거
	件 사건 건	建 세울 건	健 튼튼할 건	格 격식 격	見 볼 견	決 결단할 결	結 맺을 결	京 서울 경	景 별 경
	敬 공경할 경	輕 가벼울 경	競 겨룰 경	界 경계 계	計 셈할 계	古 옛 고	考 생각할 고	告 알릴 고	固 굳을 고
	苦 괴로울 고	高 높을 고	曲 급을 곡	工 장인 공	公 공변될 공	功 공로 공	共 함께 공	空 빌 공	果 열매 과
	科 과정 과	過 지날 과	課 매길 과	關 빗장 관	觀 볼 관	光 빛 광	廣 넓을 광	交 사귈 교	校 학교 교
	敎 가르칠 교	橋 다리 교	九 아홉 구	口 입 구	具 갖출 구	救 구원할 구	球 공 구	區 구역 구	舊 옛 구
	局 판 국	國 나라 국	軍 군사 군	郡 고을 군	貴 귀할 귀	規 법 규	近 가까울 근	根 뿌리 근	今 이제 금
	金 쇠 금	急 급할 급	級 차례 급	給 공급할 급	己 자기 기	技 재주 기	汽 김 기	氣 기운 기	記 기록할 기

基	期	旗	吉	나	男	南	內	女
터 기	기약할 기	깃발 기	길할 길		사내 남	남녘 남	안 내	계집 녀
年	念	農	能	다	多	短	團	壇
해 년	생각할 념	농사 농	능할 능		많을 다	짧을 단	둥글 단	제터 단
談	答	堂	當	大	代	待	對	德
말씀 담	대답 답	집 당	마땅할 당	큰 대	대신할 대	기다릴 대	대답 대	덕 덕
到	度	島	都	道	圖	獨	讀	冬
이를 도	법도 도	섬 도	도읍 도	길 도	그림 도	홀로 독	읽을 독	겨울 동
同	東	洞	動	童	頭	登	等	라
한가지 동	동녘 동	마을 동	움직일 동	아이 동	머리 두	오를 등	등급 등	
落	樂	朗	來	冷	良	量	旅	力
떨어질 락	즐거울 락	밝을 랑	올 래	찰 랭	어질 량	헤아릴 량	나그네 려	힘 력
歷	練	令	領	例	禮	老	勞	路
지낼 력	익힐 련	하여금 령	거느릴 령	법식 례	예절 례	늙을 로	일할 로	길 로
綠	料	流	類	六	陸	里	利	李
푸를 록	헤아릴 료	흐를 류	무리 류	여섯 륙	뭍 륙	마을 리	이로울 리	오얏 리
理	林	立	마	馬	萬	末	亡	望
다스릴 리	수풀 림	설 림		말 마	일만 만	끝 말	망할 망	바랄 망

每	買	賣	面	名	命	明	母	木
매양 매	살 매	팔 매	얼굴 면	이름 명	목숨 명	밝을 명	어미 모	나무 목
目	無	文	門	問	聞	物	米	美
눈 목	없을 무	글월 문	문 문	물을 문	들을 문	만물 물	쌀 미	아름다울 미
民	바	朴	反	半	班	發	方	放
백성 민		순박할 박	되돌릴 반	반 반	나눌 반	쏠 발	모 방	놓을 방
倍	白	百	番	法	變	別	兵	病
곱 배	흰 백	일백 백	차례 번	법 법	변할 변	나눌 별	군사 병	병들 병
服	福	本	奉	父	夫	部	北	分
옷 복	복 복	근본 본	받들 봉	아비 부	지아비 부	거느릴 부	북녘 북	나눌 분
不	比	費	鼻	氷	사	士	四	仕
아니 불	견줄 비	소비할 비	코 비	얼음 빙		선비 사	넉 사	벼슬 사
史	死	社	使	事	查	思	寫	山
역사 사	죽을 사	모일 사	부릴 사	일 사	사실할 사	생각할 사	베낄 사	메 산
産	算	三	上	相	商	賞	色	生
낳을 산	셈할 산	석 삼	위 상	서로 상	헤아릴 상	상줄 상	빛 색	날 생
西	序	書	夕	石	席	仙	先	船
서녘 서	차례 서	글 서	저녁 석	돌 석	자리 석	신선 선	먼저 선	배 선

善	線	選	鮮	雪	說	成	性	姓
착할 선	줄 선	가릴 선	고울 선	눈 설	말씀 설	이룰 성	성품 성	성씨 성
省	世	洗	歲	小	少	所	消	束
살필 성	인간 세	씻을 세	해 세	작을 소	적을 소	장소 소	사라질 소	묶을 속
速	孫	水	手	首	數	樹	宿	順
빠를 속	손자 손	물 수	손 수	머리 수	셈할 수	나무 수	묵을 숙	순할 순
術	習	勝	示	市	始	時	式	食
재주 술	익힐 습	이길 승	보일 시	시가 시	처음 시	때 시	법 식	밥 식
植	識	臣	身	信	神	新	失	室
심을 식	알 식	신하 신	몸 신	믿을 신	귀신 신	새 신	잃을 실	집 실
實	心	十	아	兒	惡	安	案	愛
열매 실	마음 심	열 십		아이 아	악할 악	편안할 안	책상 안	사랑 애
夜	野	約	弱	藥	洋	陽	養	魚
밤 야	들 야	맺을 약	약할 약	약 약	바다 양	볕 양	기를 양	물고기 어
漁	語	億	言	業	然	熱	葉	永
고기잡을 어	말씀 어	억 억	말씀 언	업 업	그러할 연	더울 열	잎 엽	길 영
英	五	午	屋	溫	完	王	外	要
꽃부리 영	다섯 오	낮 오	집 옥	따뜻할 온	완전할 완	임금 왕	바깥 외	구할 요

曜	浴	用	勇	牛	友	右	雨	雲
빛날 요	목욕할 욕	쓸 용	날랠 용	소 우	벗 우	오른쪽 우	비 우	구름 운
運	雄	元	原	院	園	遠	願	月
돌 운	수컷 웅	으뜸 원	근원 원	집 원	동산 원	멀 원	원할 원	달 월
位	偉	由	有	油	育	銀	音	飮
자리 위	훌륭할 위	말미암을 유	있을 유	기름 유	기를 육	은 은	소리 음	마실 음
邑	衣	意	醫	二	以	耳	人	因
고을 읍	옷 의	뜻 의	의원 의	두 이	써 이	귀 이	사람 인	인할 인
一	日	任	入	자	子	自	字	者
한 일	날 일	맡길 임	들 입		아들 자	스스로 자	글자 자	사람 자
作	昨	長	章	場	才	再	在	材
지을 작	어제 작	길 장	글 장	마당 장	재주 재	두번 재	있을 재	재목 재
災	財	爭	貯	赤	的	全	典	前
재앙 재	재물 재	다툴 쟁	쌓을 저	붉을 적	과녁 적	온전할 전	법 전	앞 전
展	傳	電	戰	切	節	店	正	定
펼 전	전할 전	번개 전	싸울 전	끊을 절	마디 절	가게 점	바를 정	정할 정
庭	情	停	弟	第	題	祖	朝	調
뜰 정	뜻 정	머무를 정	아우 제	차례 제	제목 제	조상 조	아침 조	고를 조

操 잡을 조	足 발 족	族 겨레 족	卒 군사 졸	終 마칠 종
州 고을 주	住 살 주	注 물댈 주	晝 낮 주	週 돌 주
知 알 지	紙 종이 지	直 곧을 직	質 바탕 질	集 모을 집
窓 창문 창	責 꾸짖을 책	川 내 천	千 일천 천	天 하늘 천
初 처음 초	草 풀 초	寸 마디 촌	村 마을 촌	最 가장 최
充 가득할 충	致 보낼 치	則 법칙 칙	親 친할 친	七 일곱 칠
炭 숯 탄	太 클 태	宅 집 택	土 흙 토	通 통할 통
敗 패할 패	便 편할 편	平 평평할 평	表 겉 표	品 물건 품
下 아래 하	河 물 하	夏 여름 하	學 배울 학	寒 찰 한

種 씨 종	左 왼 좌	罪 허물 죄	主 주인 주
中 가운데 중	重 무거울 중	止 그칠 지	地 땅 지
차	着 붙을 착	參 참여할 참	唱 노래 창
鐵 쇠 철	靑 푸를 청	淸 맑을 청	體 몸 체
秋 가을 추	祝 빌 축	春 봄 춘	出 날 출
타	打 칠 타	他 다를 타	卓 높을 탁
特 특별할 특	파	板 널조각 판	八 여덟 팔
風 바람 풍	必 반드시 필	筆 붓 필	하
漢 한수 한	韓 나라 한	合 합할 합	海 바다 해

11

害	行	幸	向	許	現	兄	形	湖
해칠 해	다닐 행	다행 행	향할 향	허락할 허	나타날 현	맏 형	모양 형	호수 호
號	火	化	花	和	話	畫	患	活
부르짖을 호	불 화	될 화	꽃 화	화할 화	말씀 화	그림 화	근심 환	살 활
黃	會	孝	效	後	訓	休	凶	黑
누를 황	모일 회	효도 효	본받을 효	뒤 후	가르칠 훈	쉴 휴	흉할 흉	검을 흑

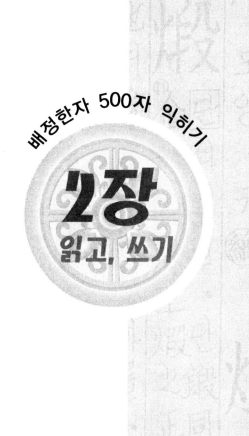

배정한자 500자 익히기

2장
읽고, 쓰기

可 옳을 가
口(입 구) 총 5획

可決(가결) 可觀(가관) 可能(가능) 可當(가당) 可動(가동) 可望(가망)
可及的(가급적) 可否間(가부간) 可燃性(가연성)
可視距離(가시거리)

可 可 可 可

加 더할 가
力(힘 력) 총 5획

加工(가공) 加味(가미) 加算(가산) 加速(가속) 加熱(가열) 加重(가중)
加算稅(가산세) 加速度(가속도) 加重値(가중치) 加害者(가해자)
加減乘除(가감승제)

ㄱ 力 加 加 加

加

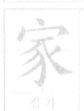

家 집 가
宀(갓머리) 총 10획

家口(가구) 家門(가문) 家事(가사) 家長(가장) 家庭(가정) 家訓(가훈)
家計簿(가계부) 家口主(가구주) 家父長(가부장) 家庭的(가정적)
家家戶戶(가가호호) 家事勞動(가사노동) 家電製品(가전제품)

家 家 家 家 家 家 家 家 家 家

家

노래 가

欠(하품 흠) 총 14획

歌曲(가곡) 歌劇(가극) 歌詞(가사) 歌辭(가사) 歌手(가수) 歌謠(가요)
歌舞宴(가무연)
高聲放歌(고성방가)

一 一 一 哥 哥 哥 哥 哥 哥 哥 哥 歌 歌 歌

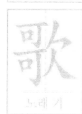

값 가

人(사람 인) 총 15획

價格(가격) 價値(가치)
價格票(가격표) 價値觀(가치관)
減價償却(감가상각)

丿 亻 伫 伫 伫 價 價 價 價 價 價 價 價 價

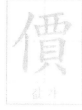

뿔 각

角(뿔 각) 총 7획

角度(각도) 角膜(각막) 角木(각목) 角材(각재) 角質(각질) 角逐(각축)
對角線(대각선)
角膜移植(각막이식)

角 角 角 角 角 角 角

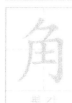

各界(각계) 各國(각국) 各道(각도) 各論(각론) 各部(각부) 各自(각자)
各地方(각지방)
各個擊破(각개격파) 各個躍進(각개약진) 各樣各色(각양각색)

각각 각

口(입 구) 총 6획

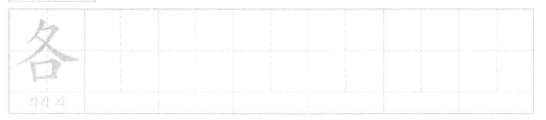

間斷(간단) 間選(간선) 間食(간식) 間接(간접) 間紙(간지) 間或(간혹)
間接費(간접비) 間接稅(간접세)
間接選擧(간접선거)

사이 간

門(문 문) 총 12획

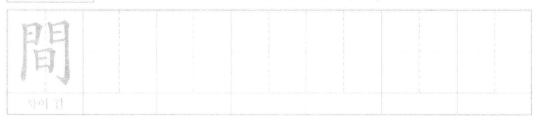

感氣(감기) 感度(감도) 感動(감동) 感服(감복) 感電(감전) 感化(감화)
感光紙(감광지) 感動的(감동적) 感傷的(감상적) 感受性(감수성)
感慨無量(감개무량)

느낄 감

心(마음 심) 총 13획

 江 강 강 水(물 수) 총 6획	江南(강남) 江邊(강변) 江北(강북) 江山(강산) 江村(강촌) 江湖(강호) 江南北(강남북) 江心水(강심수) 江邊道路(강변도로) 

江 강 강					

 强 굳셀 강 弓(활 궁) 총 12획	强國(강국) 强力(강력) 强者(강자) 强直(강직) 强行(강행) 强化(강화) 强硬策(강경책) 强大國(강대국) 强速球(강속구) 强行軍(강행군) 强制勞動(강제노동) 强制執行(강제집행) 强調週間(강조주간) 

强 굳셀 강					

 改 고칠 개 攵(등글월 문) 총 7획	改閣(개각) 改良(개량) 改名(개명) 改善(개선) 改作(개작) 改定(개정) 改良種(개량종) 改新教(개신교) 改正案(개정안) 改訂版(개정판) 改過遷善(개과천선) 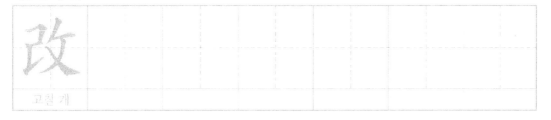

改 고칠 개					

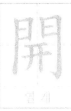

開

열 개

門(문 문) 총 12획

開校(개교) 開發(개발) 開業(개업) 開場(개장) 開學(개학) 開會(개회)
開幕式(개막식) 開放的(개방적) 開所式(개소식) 開天節(개천절)
開放大學(개방대학) 開業廣告(개업광고) 開店休業(개점휴업)

ㅣ ㄇ ㄇ ㄇ 門 門 門 門 門 閂 開 開

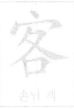

客

손님 객

宀(갓머리) 총 9획

客苦(객고) 客氣(객기) 客談(객담) 客席(객석) 客主(객주) 客地(객지)
客觀的(객관적) 客食口(객식구) 客貨車(객화차)
主客顚倒(주객전도)

丶 宀 宀 宀 宀 灾 灾 客 客

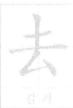

去

갈 거

厶(마늘 모) 총 5획

去來(거래) 去留(거류) 去勢(거세) 去處(거처) 去就(거취)
去來所(거래소) 去來處(거래처)
去頭截尾(거두절미)

一 十 土 去 去

車

수레 거

車(수레 거) 총 7획

車馬費(거마비) 急停車(급정거) 人力車(인력거) 自轉車(자전거)

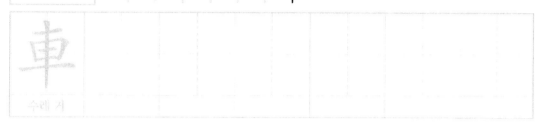

擧

들 거

手(손 수) 총 18획

擧動(거동) 擧論(거론) 擧事(거사) 擧手(거수) 擧行(거행)
擧國的(거국적) 擧手機(거수기) 擧族的(거족적)
擧國內閣(거국내각)

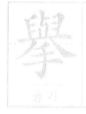

件

사건 건

人(사람 인) 총 6획

件名(건명) 件數(건수)
人件費(인건비)
條件反射(조건반사)

建

세울 건

辶(민책받침) 총 9획

建國(건국) 建軍(건군) 建立(건립) 建物(건물) 建設(건설) 建造(건조)
建設部(건설부) 建議案(건의안) 建材商(건재상) 建築士(건축사)
建國勳章(건국훈장) 建築樣式(건축양식)

健

튼튼할 건

人(사람 인) 총 11획

健脚(건각) 健康(건강) 健實(건실) 健兒(건아) 健在(건재) 健鬪(건투)
健忘症(건망증)
健康診斷(건강진단)

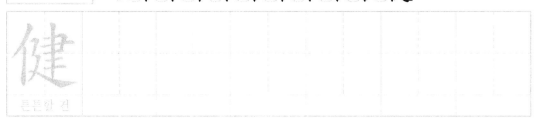

格

격식 격

木(나무 목) 총 10획

格上(격상) 格式(격식) 格言(격언) 格調(격조) 格鬪(격투) 格下(격하)
格納庫(격납고) 格變化(격변화) 格調詞(격조사)
格物致知(격물치지)

見

볼 견

見(볼 견) 총 7획

見聞(견문) 見本(견본) 見習(견습) 見積(견적) 見解(견해)
見聞錄(견문록) 見習生(견습생)
見物生心(견물생심)

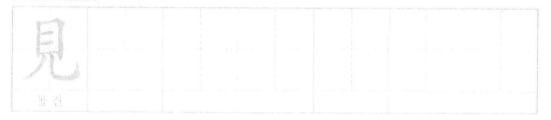

決

결단할 결

水(물 수) 총 7획

決斷(결단) 決死(결사) 決算(결산) 決勝(결승) 決心(결심) 決意(결의)
決明子(결명자) 決算書(결산서) 決勝戰(결승전) 決定權(결정권)
決選投票(결선투표)

結

맺을 결

糸(실 사) 총 12획

結果(결과) 結團(결단) 結論(결론) 結末(결말) 結氷(결빙) 結合(결합)
結膜炎(결막염) 結晶體(결정체)
結義兄弟(결의형제) 結者解之(결자해지) 結草報恩(결초보은)

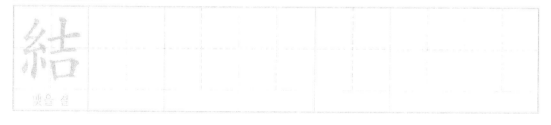

京畿(경기) 京城(경성) 京仁(경인) 京鄕(경향)
京釜線(경부선) 京春線(경춘선)

서울 경

亠(돼지 해) 총 8획

京 京 京 京 京 京 京 京

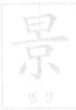

景觀(경관) 景氣(경기) 景致(경치) 景品(경품) 景況(경황)
景福宮(경복궁) 景勝地(경승지)
關東八景(관동팔경)

볕 경

日(날 일) 총 12획

景 景 景 景 景 景 景 景 景 景 景 景

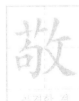

敬虔(경건) 敬老(경로) 敬禮(경례) 敬慕(경모) 敬拜(경배) 敬愛(경애)
敬天勤民(경천근민)

공경할 경

攵(등글월 문) 총 13획

敬 敬 敬 敬 敬 苟 苟 苟 苟 苟 敬 敬 敬

輕

가벼울 경

車(수레 거) 총 14획

輕減(경감) 輕量(경량) 輕蔑(경멸) 輕微(경미) 輕薄(경박) 輕傷(경상)
輕洋食(경양식) 輕音樂(경음악) 輕質油(경질유)
輕擧妄動(경거망동)

一 ㄒ ㄇ ㅁ 丆 亘 車 車 軒 軒 輕 輕 輕 輕

競

겨룰 경

立(설 립) 총 20획

競馬(경마) 競買(경매) 競賣(경매) 競步(경보) 競爭(경쟁) 競走(경주)
競合(경합)
陸上競技(육상경기)

丶 亠 亠 亠 立 产 竟 竟 竞 竞 竞 竞 竞 競

界

경계 계

田(밭 전) 총 9획

各界(각계)
分界線(분계선)
第三世界(제삼세계)

丨 ㄇ 曰 田 田 甼 界 界 界

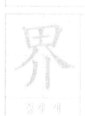

計
셈할 계
言(말씀 언) 총 9획

計巧(계교) 計略(계략) 計數(계수) 計定(계정) 計策(계책) 計劃(계획)
計量器(계량기) 計理士(계리사) 計算書(계산서)
家計手票(가계수표)

古
옛 고
口(입 구) 총 5획

古家(고가) 古宮(고궁) 古今(고금) 古代(고대) 古木(고목) 古物(고물)
古銅色(고동색) 古文家(고문가)
古今天地(고금천지) 古色蒼然(고색창연)

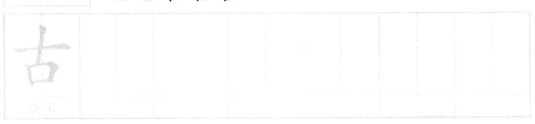

考
생각할 고
老(늙을 로) 총 6획

考課(고과) 考慮(고려) 考査(고사) 考案(고안) 考證(고증) 考察(고찰)
考古學(고고학)
檢定考試(검정고시)

告發(고발) 告白(고백) 告別(고별) 告訴(고소) 告知(고지)
告發狀(고발장) 告示價(고시가) 告知書(고지서)
告解聖事(고해성사)

알릴 고

口(입 구) 총 7획

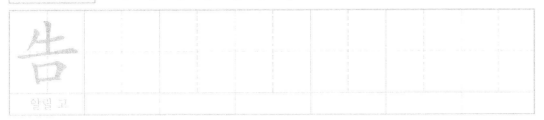

固辭(고사) 固守(고수) 固有(고유) 固定(고정) 固執(고집) 固體(고체)
王固執(왕고집)
確固不動(확고부동)

굳을 고

口(큰입 구) 총 8획

苦樂(고락) 苦生(고생) 苦心(고심) 苦言(고언) 苦學(고학) 苦行(고행)
苦肉策(고육책)
惡戰苦鬪(악전고투)

괴로울 고

艹(풀 초) 총 9획

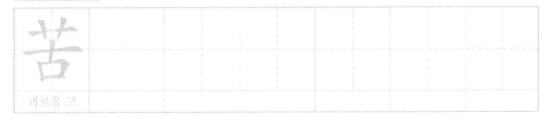

높을 고

高(높을 고) 총 10획

高見(고견) 高空(고공) 高級(고급) 高度(고도) 高音(고음) 高地(고지)
高價品(고가품) 高金利(고금리) 高度化(고도화) 高地帶(고지대)
高架道路(고가도로) 高等學校(고등학교) 高速道路(고속도로)

굽을 곡

曰(가로 왈) 총 6획

曲目(곡목) 曲藝(곡예) 曲折(곡절) 曲調(곡조) 曲筆(곡필) 曲解(곡해)
曲馬團(곡마단) 曲射砲(곡사포) 曲線美(곡선미)
九曲肝腸(구곡간장)

장인 공

工(장인 공) 총 3획

工高(공고) 工具(공구) 工夫(공부) 工事(공사) 工作(공작) 工場(공장)
工事場(공사장) 工産品(공산품) 工場渡(공장도) 工場長(공장장)
工科大學(공과대학) 工業團地(공업단지)

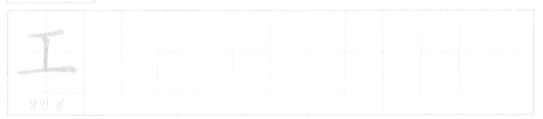

公

公변될 공

八(여덟 팔) 총 4획

公開(공개) 公共(공공) 公金(공금) 公明(공명) 公園(공원) 公正(공정)
公文書(공문서) 公信力(공신력) 公有地(공유지) 公休日(공휴일)
公私多忙(공사다망) 公有水面(공유수면) 公正去來(공정거래)

功

공로 공

力(힘 력) 총 5획

功過(공과) 功德(공덕) 功勞(공로) 功名(공명) 功臣(공신) 功勳(공훈)
功名心(공명심) 功致辭(공치사)
論功行賞(논공행상)

共

함께 공

八(여덟 팔) 총 6획

共感(공감) 共同(공동) 共犯(공범) 共生(공생) 共用(공용) 共有(공유)
共感帶(공감대) 共産黨(공산당) 共和國(공화국)
共濟組合(공제조합) 共通分母(공통분모)

空

빌 공

穴(구멍 혈) 총 8획

空間(공간) 空氣(공기) 空軍(공군) 空洞(공동) 空白(공백) 空中(공중)
空氣銃(공기총) 空洞化(공동화) 空冷式(공랭식) 空中戰(공중전)
空山明月(공산명월) 空中分解(공중분해) 空手來空手去(공수래공수거)

空空空空空空空空

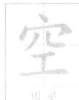

果

열매 과

木(나무 목) 총 8획

果敢(과감) 果斷(과단) 果樹(과수) 果實(과실) 果然(과연) 果汁(과즙)
果樹園(과수원) 果菜類(과채류)
因果應報(인과응보)

果果果果果果果果

科

과정 과

禾(벼 화) 총 9획

科客(과객) 科擧(과거) 科落(과락) 科料(과료) 科目(과목) 科學(과학)
敎科書(교과서)
醫科大學(의과대학)

科科科科科科科科科

지날 과

辶 (책받침) 총 13획

過激(과격) 過去(과거) 過多(과다) 過勞(과로) 過失(과실) 過熱(과열)
過去事(과거사) 過渡期(과도기) 過半數(과반수) 過怠料(과태료)
改過遷善(개과천선)

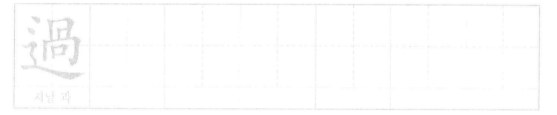

매길 과

言(말씀 언) 총 15획

課稅(과세) 課業(과업) 課外(과외) 課長(과장) 課題(과제) 課標(과표)
課程表(과정표)
源泉課稅(원천과세)

빗장 관

門(문 문) 총 19획

關鍵(관건) 關係(관계) 關聯(관련) 關門(관문) 關節(관절)
關心事(관심사)
關東八景(관동팔경)

觀

볼 관

見(볼 견) 총 25획

觀客(관객) 觀光(관광) 觀念(관념) 觀覽(관람) 觀相(관상) 觀戰(관전)
觀世音(관세음) 觀察使(관찰사) 觀測通(관측통)
觀葉植物(관엽식물)

光

빛 광

儿(어진사람 인) 총 6획

光景(광경) 光度(광도) 光明(광명) 光線(광선) 光速(광속) 光學(광학)
光復軍(광복군) 光熱費(광열비) 光電子(광전자) 光合成(광합성)
電光石火(전광석화)

廣

넓을 광

广(엄 호) 총 15획

廣告(광고) 廣大(광대) 廣野(광야) 廣域(광역) 廣場(광장) 廣闊(광활)
廣範圍(광범위) 廣域化(광역화)
廣狹長短(광협장단)

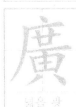

交

사귈 교

一(돼지 해) 총 6획

交感(교감) 交代(교대) 交流(교류) 交信(교신) 交戰(교전) 交通(교통)
交子床(교자상) 交通難(교통난) 交響曲(교향곡)
交通痲痺(교통마비) 交通事故(교통사고) 交歡競技(교환경기)

亠 亠 六 六 亥 交

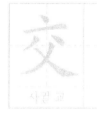

校

학교 교

木(나무 목) 총 10획

校歌(교가) 校旗(교기) 校內(교내) 校名(교명) 校門(교문) 校訓(교훈)
校外生(교외생) 校訂本(교정본)
校外敎育(교외교육)

一 十 才 木 杧 栌 栌 栌 栌 校

敎

가르칠 교

攵(등글월 문) 총 11획

敎大(교대) 敎生(교생) 敎室(교실) 敎育(교육) 敎人(교인) 敎主(교주)
敎科書(교과서) 敎務室(교무실) 敎育家(교육가) 敎育學(교육학)
敎務主任(교무주임) 敎育大學(교육대학) 敎育漢字(교육한자)

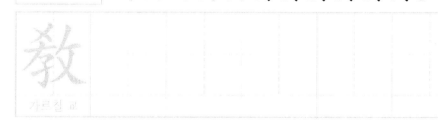

橋
다리 교
木(나무 목) 총 16획

橋脚(교각) 橋梁(교량)
橋頭堡(교두보)

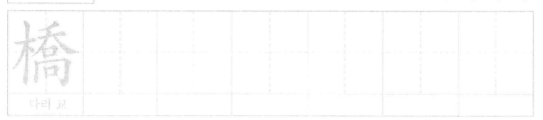

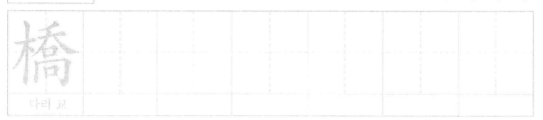

九
아홉 구
乙(새 을) 총 2획

九經(구경) 九氣(구기) 九月(구월) 九日(구일) 九天(구천) 九寸(구촌)
九官鳥(구관조) 九九法(구구법) 九折草(구절초) 九折坂(구절판)
九曲肝腸(구곡간장) 九死一生(구사일생) 九牛一毛(구우일모)

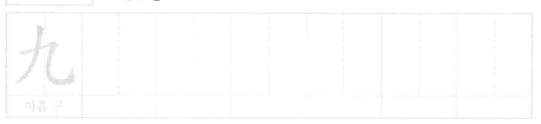

口
입 구
口(입 구) 총 3획

口訣(구결) 口徑(구경) 口令(구령) 口文(구문) 口味(구미) 口辯(구변)
口頭禪(구두선) 口上書(구상서) 口舌數(구설수) 口語文(구어문)
口腔衛生(구강위생) 口蓋音化(구개음화) 口演童話(구연동화)

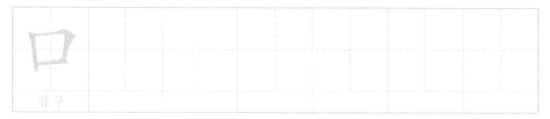

具

갓출 구

八(여덟 팔) 총 8획

具備(구비) 具象(구상) 具色(구색) 具現(구현)
具體化(구체화)
具象藝術(구상예술)

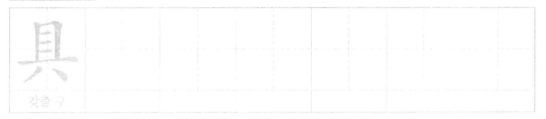

具

갓출 구

救

구원할 구

攵(등글월 문) 총 11획

救國(구국) 救難(구난) 救命(구명) 救援(구원) 救助(구조) 救出(구출)
救世軍(구세군) 救世主(구세주) 救助船(구조선) 救護品(구호품)
救援投手(구원투수)

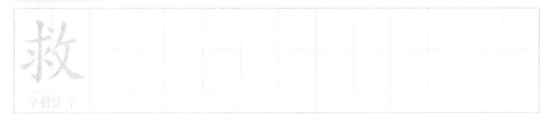

救

구원할 구

球

공 구

玉(구슬 옥) 총 11획

球技(구기) 球團(구단) 球速(구속) 球審(구심) 球場(구장)
強速球(강속구)

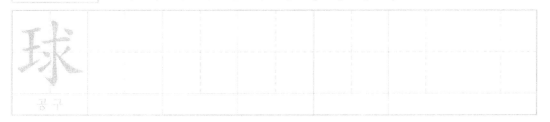

球

공 구

區

구역 구

匚(감출 혜) 총 11획

區間(구간) 區內(구내) 區民(구민) 區別(구별) 區分(구분) 區域(구역)
大敎區(대교구)
區劃整理(구획정리)

舊

옛 구

臼(절구 구) 총 18획

舊館(구관) 舊都(구도) 舊臘(구랍) 舊面(구면) 舊式(구식) 舊習(구습)
舊石器(구석기) 舊世代(구세대) 舊時代(구시대)
舊約全書(구약전서) 舊態依然(구태의연)

局

판 국

尸(주검 시) 총 7획

局內(국내) 局面(국면) 局長(국장) 局限(국한)
局地戰(국지전)
局所痲醉(국소마취)

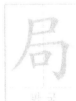

國

나라 국

口(큰입 구) 총 11획

國家(국가) 國軍(국군) 國內(국내) 國道(국도) 國立(국립) 國民(국민)
國內外(국내외) 國文學(국문학) 國民性(국민성) 國有林(국유림)
國民教育(국민교육) 國土防衛(국토방위) 國會議員(국회의원)

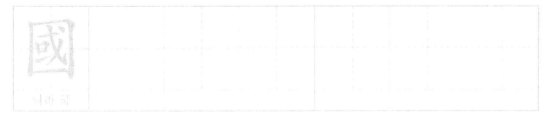

軍

군사 군

車(수레 거) 총 9획

軍歌(군가) 軍犬(군견) 軍旗(군기) 軍民(군민) 軍服(군복) 軍人(군인)
軍團長(군단장) 軍糧米(군량미) 軍事力(군사력) 軍用機(군용기)
軍法會議(군법회의) 軍備縮小(군비축소) 軍事大國(군사대국)

郡

고을 군

邑(고을 읍) 총 10획

郡界(군계) 郡內(군내) 郡民(군민) 郡史(군사) 郡守(군수) 郡廳(군청)
漢四郡(한사군)

貴
귀할 귀
貝(조개 패) 총 12획

貴國(귀국) 貴宅(귀댁) 貴賓(귀빈) 貴人(귀인) 貴中(귀중) 貴下(귀하)
貴金屬(귀금속) 貴童子(귀동자) 貴重品(귀중품) 貴婦人(귀부인)
貴體萬安(귀체만안)

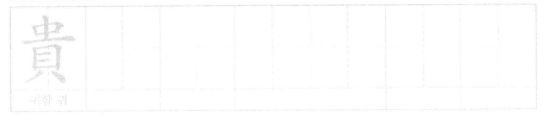

規
법규 규
見(볼 견) 총 11획

規格(규격) 規律(규율) 規模(규모) 規範(규범) 規約(규약) 規則(규칙)
大規模(대규모)

近
가까울 근
辶(책받침) 총 8획

近間(근간) 近郊(근교) 近代(근대) 近來(근래) 近方(근방) 近海(근해)
近距離(근거리) 近代化(근대화) 近似値(근사치) 近視眼(근시안)
遠交近攻(원교근공)

뿌리 근

木(나무 목) 총 10획

根幹(근간) 根據(근거) 根本(근본) 根性(근성) 根源(근원) 根絶(근절)
根據地(근거지) 根抵當(근저당)
草根木皮(초근목피)

이제 금

人(사람 인) 총 4획

今年(금년) 今方(금방) 今世(금세) 今月(금월) 今日(금일) 今週(금주)
今明間(금명간) 今世紀(금세기) 今週內(금주내)
今始初聞(금시초문) 今時發福(금시발복)

쇠 금

金(쇠 금) 총 8획

金庫(금고) 金賞(금상) 金色(금색) 金言(금언) 金品(금품) 金貨(금화)
金剛山(금강산) 金文字(금문자) 金曜日(금요일) 金銀銅(금은동)
金科玉條(금과옥조) 金管樂器(금관악기) 金利政策(금리정책)

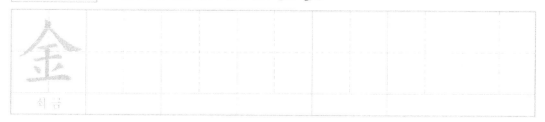

急減(급감) 急激(급격) 急求(급구) 急死(급사) 急速(급속) 急行(급행)
急降下(급강하) 急上昇(급상승) 急停車(급정거) 急回轉(급회전)
急轉直下(급전직하)

급할 급

心(마음 심) 총 9획

急急急急急急急急急

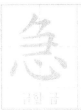

級數(급수) 級友(급우) 級訓(급훈)
下級生(하급생)
幾何級數(기하급수)

차례 급

糸(실 사) 총 10획

級級級級級級級級級級

給料(급료) 給水(급수) 給食(급식) 給油(급유)
給水管(급수관)
給水制限(급수제한)

공급할 급

糸(실 사) 총 12획

給給給給給給給給給給給給

己

자기 기

己(몸 기) 총 3획

自己(자기)
克己心(극기심)
己卯士禍(기묘사화) 己未運動(기미운동)

己 己 己

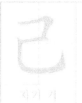

技

재주 기

手(손 수) 총 7획

技工(기공) 技巧(기교) 技能(기능) 技術(기술) 技藝(기예)
技能工(기능공) 技術陣(기술진) 技術者(기술자)
技術導入(기술도입) 技術移轉(기술이전) 技術提携(기술제휴)

一 十 扌 扩 抃 抟 技

汽

김 기

水(물 수) 총 7획

汽船(기선) 汽笛(기적) 汽管(기관) 汽筒(기통)
汽動車(기동차)

汽 汽 氵 氵 汽 汽 汽

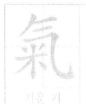

氣 기운 기

气(기운 기) 총 10획

氣球(기구) 氣道(기도) 氣量(기량) 氣力(기력) 氣溫(기온) 氣質(기질)
氣管支(기관지) 氣象臺(기상대)
氣高萬丈(기고만장) 氣象特報(기상특보) 氣盡脈盡(기진맥진)

氣 氣 氣 气 气 气 气 氣 氣 氣

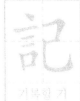

記 기록할 기

言(말씀 언) 총 10획

記錄(기록) 記事(기사) 記述(기술) 記入(기입) 記帳(기장) 記號(기호)
記名式(기명식) 記事文(기사문) 記者室(기자실) 記票所(기표소)
記名捺印(기명날인) 記憶喪失(기억상실) 記秒時計(기초시계)

記 記 記 言 言 言 言 記 記 記

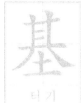

基 터 기

土(흙 토) 총 11획

基金(기금) 基盤(기반) 基因(기인) 基點(기점) 基準(기준) 基地(기지)
基督敎(기독교) 基本權(기본권) 基本給(기본급)
基幹産業(기간산업) 基本姿勢(기본자세) 基礎工事(기초공사)

一 十 卄 廿 甘 其 其 其 基 基

期

期間(기간) 期待(기대) 期末(기말) 期約(기약) 期日(기일) 期必(기필)
期限附(기한부)

기약할 기

月(달 월) 총 12획

一 十 廿 甘 甘 其 其 其 期 期 期 期

期

기약할 기

旗

旗手(기수) 旗章(기장) 旗幟(기치) 旗艦(기함)
萬國旗(만국기)

깃발 기

方(모 방) 총 14획

旗 亠 亣 方 方 方 旅 斿 旌 旌 旗 旗 旗

旗

깃발 기

吉

吉夢(길몽) 吉運(길운) 吉日(길일)吉鳥(길조)
吉凶禍福(길흉화복)

길할 길

口(입 구) 총 6획

一 十 古 古 吉 吉

吉

길할 길

男	男女(남녀) 男妹(남매) 男性(남성) 男優(남우) 男子(남자) 男便(남편) 男同生(남동생) 男學校(남학교) 男學生(남학생) 男女老少(남녀노소) 男負女戴(남부여대) 男尊女卑(남존여비)
사내 남 田(밭 전) 7획	男 男 男 男 男 男 男

男						

南	南國(남국) 南方(남방) 南北(남북) 南山(남산) 南下(남하) 南韓(남한) 南大門(남대문) 南半球(남반구) 南北韓(남북한) 南海岸(남해안) 南柯一夢(남가일몽) 南男北女(남남북녀) 南大門入納(남대문입납)
남녘 남 十(열 십) 총 9획	一 十 广 内 内 南 南 南 南

南						

內	內科(내과) 內面(내면) 內室(내실) 內心(내심) 內外(내외) 內海(내해) 內國人(내국인) 內分泌(내분비) 內野手(내야수) 內認可(내인가) 內憂外患(내우외환) 內柔外剛(내유외강) 內政干涉(내정간섭)
안 내 入(들 입) 총 4획	丨 冂 内 内

內						

女 계집 녀
女(계집 녀) 총 3획

女警(여경) 女工(여공) 女軍(여군) 女王(여왕) 女人(여인) 女子(여자)
女同生(여동생) 女先生(여선생) 女丈夫(여장부) 女學校(여학교)
女事務員(여사무원) 女主人公(여주인공) 女必從夫(여필종부)

く 女 女

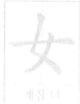

年 해 년
干(방패 간) 총 6획

年間(연간) 年金(연금) 年內(연내) 年來(연래) 年中(연중) 年下(연하)
年頭辭(연두사) 年少者(연소자) 年長者(연장자) 年賀狀(연하장)
年月日時(연월일시)

ノ 一 ト 仁 上 年

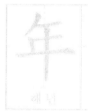

念 생각할 념
心(마음 심) 총 8획

念頭(염두) 念慮(염려) 念佛(염불) 念願(염원) 念珠(염주)
空念佛(공염불)
無想無念(무상무념)

ノ 人 合 今 今 念 念 念

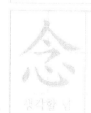

農

농사 농

辰(별 진) 총 13획

農家(농가) 農民(농민) 農事(농사) 農場(농장) 農村(농촌) 農土(농토)
農夫歌(농부가) 農産物(농산물) 農漁民(농어민) 農作物(농작물)
農民文學(농민문학) 農水産物(농수산물)

能

능할 능

肉(고기 육) 총 10획

能動(능동) 能力(능력) 能率(능률) 能事(능사) 能熟(능숙) 能通(능통)
能力給(능력급)
能手能爛(능수능란)

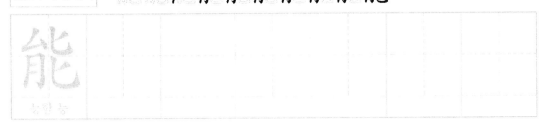

多

많을 다

夕(저녁 석) 총 6획

多角(다각) 多發(다발) 多分(다분) 多少(다소) 多數(다수) 多作(다작)
多年間(다년간) 多年生(다년생) 多方面(다방면)
多岐亡羊(다기망양) 多多益善(다다익선) 多才多能(다재다능)

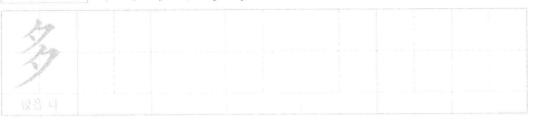

短

짧을 단

矢(화살 시) 총 12획

短歌(단가) 短劍(단검) 短命(단명) 短信(단신) 短點(단점) 短打(단타)
短距離(단거리) 短時間(단시간) 短時日(단시일)
短縮勞動(단축노동)

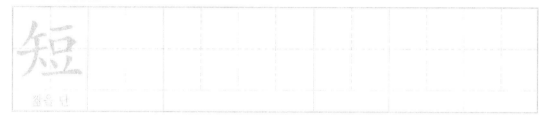

團

둥글 단

囗(큰입 구) 총 14획

團結(단결) 團旗(단기) 團拜(단배) 團束(단속) 團員(단원) 團地(단지)
大團圓(대단원)
社團法人(사단법인)

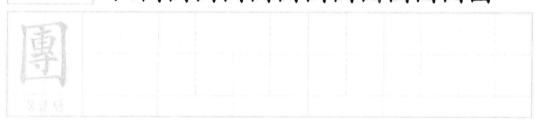

壇

제터 단

土(흙 토) 총 16획

壇上(단상) 壇下(단하)
野壇法席(야단법석)

談	談論(담론) 談笑(담소) 談判(담판) 談合(담합) 談話體(담화체) 談笑自若(담소자약)
말씀 담 言(말씀 언) 총 15획	

談

答	答禮(답례) 答訪(답방) 答辯(답변) 答辭(답사) 答信(답신) 答狀(답장) 答案紙(답안지) 答辯書(답변서) 答申書(답신서) 東問西答(동문서답)
대답 답 竹(대 죽) 총 12획	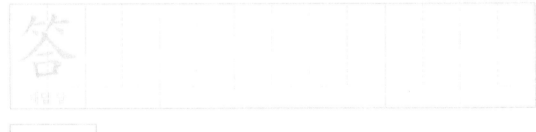

答

堂	堂內(당내) 堂山(당산) 堂叔(당숙) 堂姪(당질) 堂下(당하) 堂上官(당상관) 堂狗風月(당구풍월)
집 당 土(흙 토) 총 11획	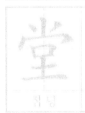

堂

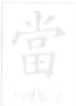

當

마땅할 당

田(밭 전) 총 13획

當國(당국) 當代(당대) 當面(당면) 當番(당번) 當付(당부) 當選(당선)
當分間(당분간) 當事者(당사자) 當爲性(당위성)
不當利得(부당이득)

⺌ ⺌ 严 严 当 尚 当 当 當 當 當 當 當

大

큰 대

大(큰 대) 총 3획

大國(대국) 大軍(대군) 大門(대문) 大王(대왕) 大地(대지) 大學(대학)
大農家(대농가) 大食家(대식가) 大小事(대소사) 大自然(대자연)
大驚失色(대경실색) 大同小異(대동소이) 大韓民國(대한민국)

一 ナ 大

代

대신할 대

人(사람 인) 총 5획

代價(대가) 代金(대금) 代身(대신) 代用(대용) 代表(대표) 代行(대행)
代理母(대리모) 代辯人(대변인) 代書所(대서소) 代議員(대의원)
代代孫孫(대대손손)

丿 亻 亻 代 代

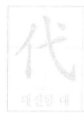

待

기다릴 대

彳 (두인 변) 총 9획

待令(대령) 待望(대망) 待遇(대우) 待接(대접) 待避(대피)
待合室(대합실)
顔面薄待(안면박대)

彳 彳 彳 彳 待 待 待 待 待

待

기다릴 대

對

대답할 대

寸 (마디 촌) 총 14획

對決(대결) 對答(대답) 對等(대등) 對立(대립) 對面(대면) 對話(대화)
對角線(대각선)
對內外的(대내외적) 對症療法(대증요법)

對 對 對 對 對 對 對 對 對 對 對 對 對 對

對

대답할 대

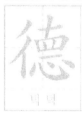

德

덕 덕

彳 (두인 변) 총 15획

德談(덕담) 德望(덕망) 德目(덕목) 德分(덕분) 德性(덕성) 德行(덕행)
德不孤(덕불고) 德壽宮(덕수궁)
道德敎育(도덕교육)

彳 彳 彳 彳 彳 德 德 德 德 德 德 德 德 德

德

덕 덕

到	到達(도달) 到來(도래) 到着(도착) 到處(도처) 周到綿密(주도면밀)
이를 도	
刀(칼 도) 총 8획	

度	度量(도량) 度數(도수) 度量衡(도량형) 度外視(도외시) 體感溫度(체감온도)
법도 도	
广(엄 호) 총 9획	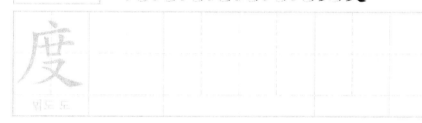

島	島民(도민) 島嶼(도서) 三多島(삼다도) 絶海孤島(절해고도)
섬 도	
山(메 산) 총 10획	

都給(도급) 都城(도성) 都市(도시) 都心(도심) 都邑(도읍) 都下(도하)
都賣商(도매상) 都散賣(도산매) 都會地(도회지)
都賣市場(도매시장)

도읍 도

阝(고을 읍) 총 12획

一 十 土 耂 耂 耂 者 者 者 者 者 都 都

都

道路(도로) 道理(도리) 道民(도민) 道術(도술) 道人(도인) 道場(도장)
道德性(도덕성) 道德的(도덕적) 道路網(도로망)
道德敎育(도덕교육) 道德君子(도덕군자)

길 도

辶 (책받침) 총 13획

丷 丷 丷 丷 丷 首 首 首 首 道 道 道 道

道

圖鑑(도감) 圖面(도면) 圖上(도상) 圖章(도장) 圖表(도표) 圖形(도형)
圖書館(도서관) 圖書室(도서실)
圖書目錄(도서목록)

그림 도

口(큰 입구) 총 14획

丨 冂 冂 冂 冋 冋 圂 圂 圂 圄 圖 圖 圖 圖

圖

獨斷(독단) 獨立(독립) 獨房(독방) 獨白(독백) 獨床(독상) 獨學(독학)
獨寡占(독과점) 獨舞臺(독무대) 獨步的(독보적) 獨創力(독창력)
獨不將軍(독불장군) 獨守空房(독수공방) 獨也靑靑(독야청청)

獨
홀로 독
犬(개 견) 총 16획

丿丨丬犭犭犭犭犭狎狎狎獨獨獨獨

讀經(독경) 讀本(독본) 讀者(독자) 讀破(독파) 讀解(독해)
讀圖法(독도법) 讀心術(독심술) 讀後感(독후감)
讀書三昧(독서삼매)

讀
읽을 독
言(말씀 언) 총 22획

讀讀讀讀讀讀讀讀讀讀讀讀讀讀

冬季(동계) 冬期(동기) 冬眠(동면) 冬服(동복) 冬節(동절) 冬至(동지)
冬節期(동절기)
春夏秋冬(춘하추동)

冬
겨울 동
冫(이 수) 총 5획

丿夂冬冬冬

同感(동감) 同名(동명) 同色(동색) 同生(동생) 同時(동시) 同一(동일)
同氣間(동기간) 同夫人(동부인) 同心圓(동심원) 同好人(동호인)
同價紅裳(동가홍상) 同苦同樂(동고동락) 同名異人(동명이인)

한가지 동
口(입 구) 총 6획

同 冂 同 同 同 同

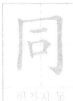

한가지 동

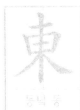

東歐(동구) 東國(동국) 東宮(동궁) 東廟(동묘) 東洋(동양) 東海(동해)
東南亞(동남아) 東西洋(동서양) 東大門(동대문) 東海岸(동해안)
東問西答(동문서답) 東奔西走(동분서주) 東西古今(동서고금)

동녘 동
木(나무 목) 총 8획

東 東 東 東 東 東 東 東

동녘 동

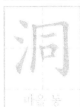

洞口(동구) 洞窟(동굴) 洞里(동리) 洞民(동민) 洞長(동장)
空洞化(공동화)
華燭洞房(화촉동방)

마을 동
水(물 수) 총 9획

洞 洞 洞 洞 洞 洞 洞 洞 洞

마을 동

動

움직일 동

力(힘 력) 총 11획

動亂(동란) 動力(동력) 動物(동물) 動産(동산) 動作(동작) 動體(동체)
動物學(동물학) 動植物(동식물) 動資部(동자부)
動脈硬化(동맥경화)

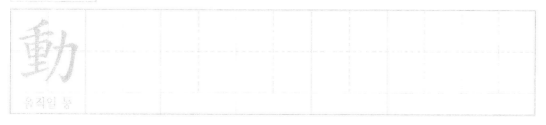

童

아이 동

立(설 립) 총 12획

童詩(동시) 童心(동심) 童顔(동안) 童謠(동요) 童話(동화)
童貞女(동정녀)
兒童文學(아동문학)

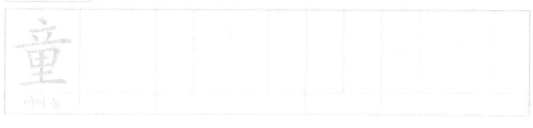

頭

머리 두

頁(머리 혈) 총 16획

頭角(두각) 頭巾(두건) 頭骨(두골) 頭腦(두뇌) 頭領(두령) 頭目(두목)
頭蓋骨(두개골)
去頭截尾(거두절미)

一 「 三 百 豆 豆 豆 豆 頭 頭 頭 頭 頭 頭

讀

구절 두

言(말씀 언) 총 22획

吏讀(이두)
句讀點(구두점)

讀讀讀讀讀讀讀讀讀讀讀讀讀讀

登

오를 등

癶(걸을 발) 총 12획

登科(등과) 登校(등교) 登記(등기) 登錄(등록) 登山(등산) 登場(등장)
登山家(등산가) 登記所(등기소) 登龍門(등용문)
登高自卑(등고자비) 登記郵便(등기우편) 登場人物(등장인물)

丿 ⺈ 癶 癶 癶 癶 癶 登 登 登 登 登

等

등급 등

竹(대 죽) 총 12획

等級(등급) 等邊(등변) 等分(등분) 等數(등수) 等位(등위) 等閒(등한)
等高線(등고선)
高等學校(고등학교)

⺮ ⺮ 竿 笁 笁 笁 笁 等 等 等 等 等

落款(낙관) 落膽(낙담) 落島(낙도) 落雷(낙뢰) 落馬(낙마) 落榜(낙방)
落星垈(낙성대)
落心千萬(낙심천만) 落花流水(낙화유수)

落
떨어질 락
艸(풀 초) 총 13획

落落落落落落莎莎茨茨落落落

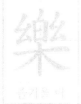

樂觀(낙관) 樂浪(낙랑) 樂勝(낙승) 樂園(낙원) 樂天(낙천)
娛樂室(오락실)
喜怒哀樂(희노애락)

樂
즐거울 락
木(나무 목) 총 15획

樂樂竹白白伯幻幻幾幾幾樂樂樂樂

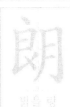

朗讀(낭독) 朗朗(낭랑) 朗報(낭보) 朗誦(낭송)

朗
밝을 랑
月(달 월) 총 11획

朗朗朗朗朗良良朗朗朗朗

來客(내객) 來年(내년) 來歷(내력) 來訪(내방) 來世(내세) 來日(내일)
來明年(내명년)
公正去來(공정거래)

올 래

人(사람 인) 총 8획

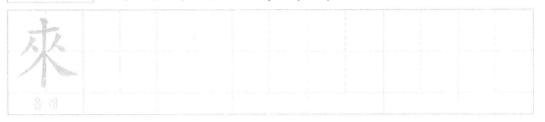

冷却(냉각) 冷氣(냉기) 冷待(냉대) 冷凍(냉동) 冷水(냉수) 冷害(냉해)
冷煖房(냉난방) 冷藏庫(냉장고)
寒冷前線(한랭전선)

찰 랭

冫(이 수) 총 7획

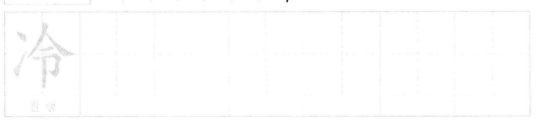

良家(양가) 良民(양민) 良書(양서) 良心(양심) 良質(양질) 良好(양호)
優良兒(우량아)
賢母良妻(현모양처)

어질 량

艮(그칠 간) 총 7획

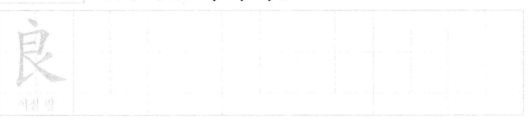

量 헤아릴 량
里(마을 리) 총 12획

量産(양산) 量子(양자) 量的(양적)
一定量(일정량)
感慨無量(감개무량)

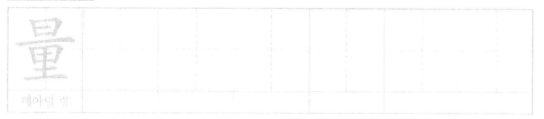

旅 나그네 려
方(모 방) 총 10획

旅館(여관) 旅券(여권) 旅路(여로) 旅費(여비) 旅程(여정) 旅行(여행)
旅客機(여객기)
行旅病者(행려병자)

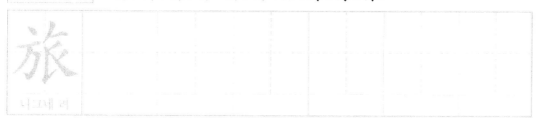

力 힘 력
力(힘 력) 총 2획

力道(역도) 力量(역량) 力士(역사) 力作(역작) 力戰(역전) 力走(역주)
力不足(역부족) 力不及(역불급)
務實力行(무실역행)

歷代(역대) 歷史(역사) 歷任(역임)
履歷書(이력서)

지낼 력

止(그칠 지) 총 16획

一 厂 厂 厂 厔 厤 厤 厤 厤 厤 厤 厤 歷 歷 歷 歷

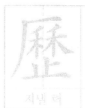

練習(연습)
熟練工(숙련공)
心身修練(심신수련)

익힐 련

糸(실 사) 총 15획

ㄥ ㄠ ㄠ 幺 糸 糸 糸 紅 約 約 絅 綀 綀 練 練 練

令監(영감) 令息(영식) 令愛(영애) 令狀(영장)
令夫人(영부인)
徵集令狀(징집영장)

하여금 령

人(사람 인) 총 5획

ノ 人 亼 今 令

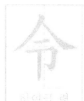

領空(영공) 領內(영내) 領事(영사) 領洗(영세) 領主(영주) 領土(영토)
領議政(영의정)

거느릴 령
頁(머리 혈) 총 14획

丿 亻 亽 亽 亼 令 令 斺 斺 頜 頜 頜 領 領

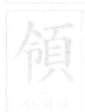

例規(예규) 例年(예년) 例文(예문) 例事(예사) 例示(예시) 例外(예외)
正比例(정비례)

법식 례
人(사람 인) 총 8획

丿 亻 仁 仔 仔 佋 佋 例 例

禮物(예물) 禮訪(예방) 禮拜(예배) 禮法(예법) 禮服(예복) 禮節(예절)
相見禮(상견례)
禮儀凡節(예의범절)

예절 례
示(보일 시) 총 18획

一 ｢ 亍 于 示 示 祀 祀 祀 禮 禮 禮 禮 禮 禮 禮

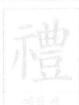

늘을 로

老(늙을 로) 총 6획

老氣(노기) 老母(노모) 老木(노목) 老人(노인) 老兄(노형) 老後(노후)
老父母(노부모) 老弱者(노약자) 老益壯(노익장) 老婆心(노파심)
老馬之智(노마지지) 老少同樂(노소동락)

老 耂 耂 耂 老 老

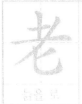

일할 로

力(힘 력) 총 12획

勞苦(노고) 勞困(노곤) 勞力(노력) 勞務(노무) 勞役(노역) 勞組(노조)
勞動者(노동자)
勞動組合(노동조합) 勞心焦思(노심초사)

勞 勞 勞 勞 勞 勞 炒 炒 燃 燃 勞 勞

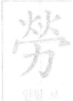

길 로

足(발 족) 총 13획

路面(노면) 路邊(노변) 路上(노상) 路線(노선) 路幅(노폭)
街路燈(가로등)
路柳墻花(노류장화)

路 路 路 路 路 路 路 路 路 路 路 路 路

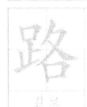

綠	綠豆(녹두) 綠末(녹말) 綠色(녹색) 綠地(녹지) 綠茶(녹차) 綠草(녹초)
푸를 록	綠內障(녹내장) 綠十字(녹십자)
糸(실 사) 총 14획	綠水靑山(녹수청산) 綠衣紅裳(녹의홍상) 綠陰芳草(녹음방초)

料	料金(요금) 料理(요리) 料亭(요정)
헤아릴 료	淸料理(청요리)
斗(말 두) 총 10획	中國料理(중국요리)

流	流動(유동) 流浪(유랑) 流民(유민) 流配(유배) 流星(유성) 流出(유출)
흐를 류	流動性(유동성)
水(물 수) 총 10획	流言蜚語(유언비어)

무리 류

頁(머리 혈) 총 19획

類別(유별) 類推(유추) 類型(유형) 類例(유례)
類人猿(유인원)
類萬不同(유만부동) 類似宗敎(유사종교) 類類相從(유유상종)

類

여섯 륙

八(여덟 팔) 총 4획

六禮(육례) 六味(육미) 六旬(육순) 六場(육장) 六寸(육촌) 六親(육친)
六大洲(육대주) 六面體(육면체)
六十甲子(육십갑자)

丶 一 亠 六

六

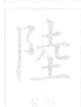

뭍 륙

阜(언덕 부) 총 11획

陸橋(육교) 陸軍(육군) 陸路(육로) 陸士(육사) 陸松(육송) 陸地(육지)
新大陸(신대륙)
陸上競技(육상경기)

ⁿ ⁿ 阝 阝 阝 阺 陸 陸 陸 陸 陸

陸

里

마을 리

里(마을 리) 총 7획

里數(이수) 里長(이장)
三千里(삼천리)
明沙十里(명사십리)

｜ 冂 日 日 旦 里 里

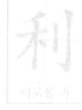

利

이로울 리

刀(칼 도) 총 7획

利器(이기) 利得(이득) 利用(이용) 利益(이익) 利子(이자) 利害(이해)
利尿劑(이뇨제)
利己主義(이기주의) 利害得失(이해득실) 利害打算(이해타산)

丿 二 千 禾 禾 利 利

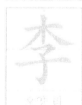

李

오얏 리

木(나무 목) 총 7획

李花(이화)
李太白(이태백)
李下不整冠(이하부정관)

一 十 才 木 本 李 李

理	理工(이공) 理科(이과) 理念(이념) 理事(이사) 理想(이상) 理由(이유)
다스릴 리	理化學(이화학)
玉(구슬 옥) 총 11획	理判事判(이판사판)

理						
다스릴 리						

林	林野(임야) 林業(임업)
수풀 림	國有林(국유림)
木(나무 목) 총 8획	竹林七賢(죽림칠현)

林						
수풀 림						

立	立件(입건) 立國(입국) 立冬(입동) 立法(입법) 立地(입지) 立秋(입추)
설 립	立看板(입간판) 立候補(입후보)
立(설 립) 총 5획	立身揚名(입신양명) 立錐之地(입추지지) 立春大吉(입춘대길)

ㆍ 一 ㅗ 立 立

立						
설 립						

馬	馬力(마력) 馬術(마술) 馬場(마장) 馬賊(마적) 馬車(마차) 馬牌(마패)
	馬事會(마사회)
말 마	馬頭出令(마두출령) 馬耳東風(마이동풍)
馬(말 마) 총 10획	

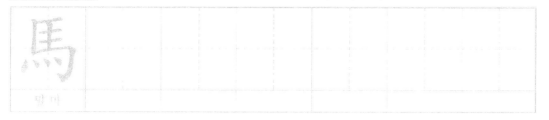

萬	萬年(만년) 萬物(만물) 萬古(만고) 萬方(만방) 萬事(만사) 萬人(만인)
	萬國旗(만국기) 萬百姓(만백성) 萬壽香(만수향)
일만 만	萬古不變(만고불변) 萬病通治(만병통치) 萬壽無疆(만수무강)
艸(풀 초) 총 13획	

末	末期(말기) 末年(말년) 末路(말로) 末席(말석) 末世(말세) 末葉(말엽)
	末期的(말기적)
끝 말	本末顚倒(본말전도)
木(나무 목) 총 5획	

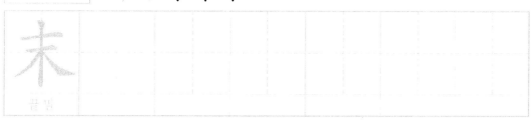

亡國(망국) 亡靈(망령) 亡命(망명) 亡身(망신) 亡兆(망조)
未亡人(미망인)
亡羊補牢(망양보뢰) 亡子計齒(망자계치)

망할 망

亠(돼지 해) 총 3획

亡 亡 亡

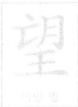

望樓(망루) 望月(망월) 望鄕(망향)
望夫石(망부석) 望遠鏡(망원경) 望柱石(망주석)
望雲之情(망운지정)

바랄 망

月(달 월) 총 11획

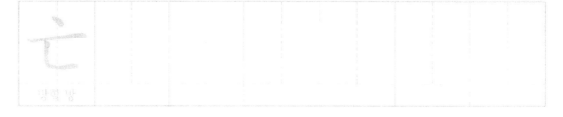

每期(매기) 每年(매년) 每事(매사) 每月(매월) 每日(매일) 每回(매회)
每時間(매시간)

매양 매

毋(말 무) 총 7획

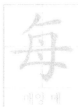

買

살 매

貝(조개 패) 총 12획

買氣(매기) 買收(매수)
買受人(매수인)
買占賣惜(매점매석) 買辦資本(매판자본)

買 買 買 買 買 買 買 買 買 買 買 買

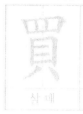

賣

팔 매

貝(조개 패) 총 15획

賣却(매각) 賣國(매국) 賣買(매매) 賣物(매물) 賣店(매점) 賣出(매출)
賣國奴(매국노)
賣官賣職(매관매직)

賣 賣 賣 賣 賣 賣 賣 賣 賣 賣 賣 賣 賣 賣 賣

面

얼굴 면

面(얼굴 면) 총 9획

面談(면담) 面上(면상) 面長(면장) 面前(면전) 面紙(면지) 面會(면회)
面刀器(면도기) 面會室(면회실)
面事務所(면사무소) 面帳牛皮(면장우피) 面從腹背(면종복배)

面 面 面 面 面 面 面 面 面

名家(명가) 名曲(명곡) 名答(명답) 名物(명물) 名山(명산) 名色(명색)
名歌手(명가수) 名門家(명문가) 名射手(명사수) 名産品(명산품)
名家子弟(명가자제) 名門巨族(명문거족) 名山大刹(명산대찰)

이름 명
口(입 구) 총 6획

ノ ク タ タ 名 名

命令(명령) 命脈(명맥) 命名(명명) 命題(명제) 命中(명중)
命名式(명명식)
命在頃刻(명재경각)

목숨 명
口(입 구) 총 8획

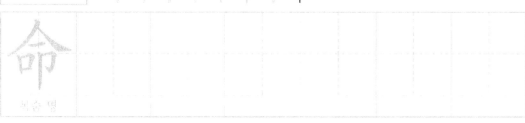

明年(명년) 明堂(명당) 明度(명도) 明朗(명랑) 明白(명백) 明太(명태)
明文化(명문화)
明鏡止水(명경지수) 明明白白(명명백백) 明沙十里(명사십리)

밝을 명
日(날 일) 총 8획

丨 冂 冃 日 町 明 明 明

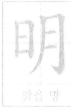

母校(모교) 母國(모국) 母女(모녀) 母乳(모유) 母子(모자) 母情(모정)
母性愛(모성애)
父母兄弟(부모형제)

어미 모

母(말 무) 총 5획

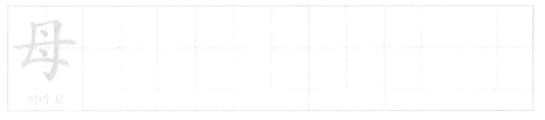

木工(목공) 木石(목석) 木手(목수) 木材(목재) 木草(목초) 木花(목화)
木工所(목공소) 木曜日(목요일) 木材商(목재상) 木活字(목활자)
山川草木(산천초목)

나무 목

木(나무 목) 총 4획

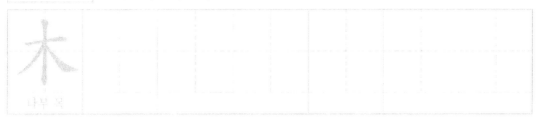

目擊(목격) 目禮(목례) 目錄(목록) 目前(목전) 目次(목차) 目標(목표)
目擊者(목격자)
目不忍見(목불인견)

눈 목

目(눈 목) 총 5획

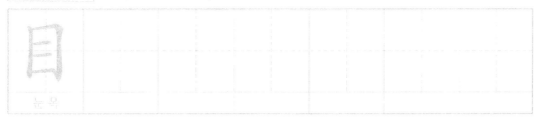

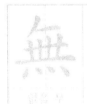

無

없을 무

火(불 화) 총 12획

無能(무능) 無禮(무례) 無色(무색) 無線(무선) 無視(무시) 無心(무심)
無感覺(무감각) 無關心(무관심) 無窮花(무궁화) 無分別(무분별)
無窮無盡(무궁무진) 無事安逸(무사안일) 無用之物(무용지물)

丿 厂 二 仁 血 血 血 無 無 無 無 無

文

글월 문

文(글월 문) 총 4획

文庫(문고) 文官(문관) 文物(문물) 文人(문인) 文字(문자) 文學(문학)
文理大(문리대) 文人畵(문인화) 文化財(문화재)
文房四友(문방사우) 文學少女(문학소녀) 文學青年(문학청년)

丶 亠 ナ 文

門

문 문

門(문 문) 총 8획

門間(문간) 門客(문객) 門閥(문벌) 門中(문중) 門牌(문패) 門下(문하)
門間房(문간방) 門外漢(문외한) 門下生(문하생)
門前乞食(문전걸식) 門前成市(문전성시) 門戶開放(문호개방)

丨 冂 冂 門 門 門 門 門

問

물을 문
口(입 구) 총 11획

問答(문답) 問病(문병) 問喪(문상) 問安(문안) 問議(문의) 問題(문제)
問題化(문제화)
東問西答(동문서답)

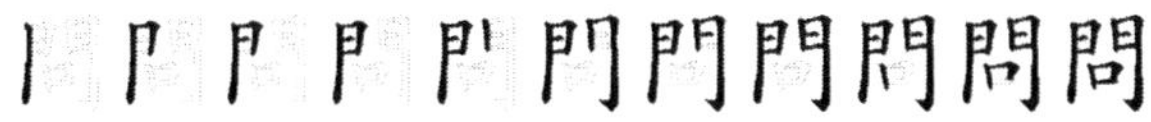

丨 丨丶 丨ㅣ 丨ㅌ 丨ㅌ丶 門 門 門 問 問 問

聞

들을 문
耳(귀 이) 총 14획

新聞(신문)
申聞鼓(신문고)
朝聞夕死(조문석사)

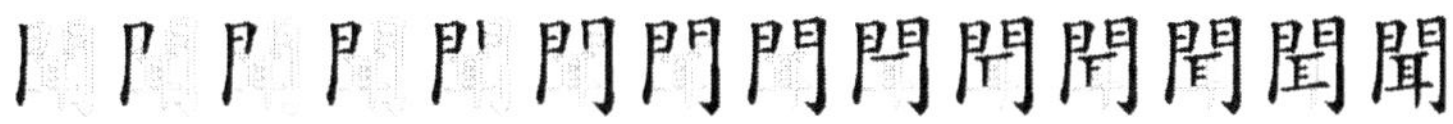

丨 丨丶 丨ㅣ 丨ㅌ 丨ㅌ丶 門 門 門 門 門 閒 閒 聞 聞

物

만물 물
牛(소 우) 총 8획

物件(물건) 物望(물망) 物色(물색) 物資(물자) 物主(물주) 物品(물품)
物價高(물가고) 物動量(물동량) 物理學(물리학)
物價指數(물가지수) 物物交換(물물교환) 物心兩面(물심양면)

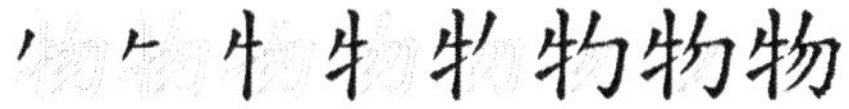

丿 � 牛 牛 牛 牛 物 物 物

71

쌀 미
米(쌀 미) 총 6획

米價(미가) 米穀(미곡) 米壽(미수) 米飮(미음) 米作(미작)
精米所(정미소)

米 米 米 半 米 米

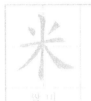
아름다울 미
羊(양 양) 총 9획

美男(미남) 美女(미녀) 美談(미담) 美術(미술) 美容(미용) 美化(미화)
美食家(미식가) 美人計(미인계) 美粧院(미장원)
美辭麗句(미사여구) 美的感情(미적감정) 美風良俗(미풍양속)

美 美 美 美 美 美 美 美 美

백성 민
氏(성 씨) 총 5획

民家(민가) 民間(민간) 民官(민관) 民泊(민박) 民生(민생) 民心(민심)
民間人(민간인) 民防空(민방공) 民藝品(민예품) 民族性(민족성)
民族史觀(민족사관) 民族正氣(민족정기) 民主主義(민주주의)

民 民 尸 尸 民

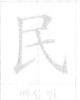

朴
순박할 박
木(나무 목) 총 6획

素朴(소박) 淳朴(순박) 質朴(질박)

一 十 オ 木 朴 朴

反
되돌릴 반
又(또 우) 총 4획

反感(반감) 反共(반공) 反對(반대) 反動(반동) 反間(반문) 反省(반성)
反比例(반비례) 反政府(반정부) 反體制(반체제) 反革命(반혁명)
反對給付(반대급부) 反目嫉視(반목질시)

一 厂 反 反

半
반 반
十(열 십) 총 5획

半開(반개) 半徑(반경) 半旗(반기) 半白(반백) 半音(반음) 半切(반절)
半導體(반도체) 半萬年(반만년) 半世紀(반세기) 半製品(반제품)
半信半疑(반신반의) 半身不隨(반신불수)

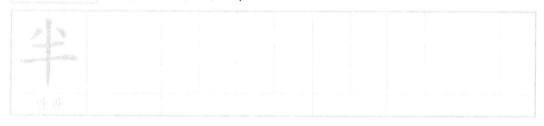

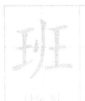

班常(반상) 班列(반열) 班長(반장)
班常會(반상회)
班常嫡庶(반상적서)

나눌 반
玉(구슬 옥) 총 10획

王 二 千 王 王 圢 玗 玗 玗 班 班

發刊(발간) 發見(발견) 發光(발광) 發動(발동) 發信(발신) 發言(발언)
發祥地(발상지) 發源地(발원지)
怒發大發(노발대발)

쏠 발
癶(걸을 발) 총 12획

ノ ヲ 癶 癶 癶 癶 癶 發 發 發 發 發

方今(방금) 方面(방면) 方席(방석) 方式(방식) 方便(방편) 方向(방향)
方法論(방법론) 方眼紙(방안지) 方程式(방정식) 方向舵(방향타)
方長不折(방장부절)

모 방
方(모 방) 총 4획

丶 亠 亍 方

放談(방담) 放牧(방목) 放生(방생) 放心(방심) 放出(방출) 放學(방학)
放射能(방사능) 放射線(방사선)
開放大學(개방대학)

놓을 방
攵(등글월 문) 총 8획

丶 亠 亍 方 방 方 放 放

倍加(배가) 倍率(배율) 倍數(배수) 倍前(배전)
公倍數(공배수)
倍達民族(배달민족)

곱 배
人(사람 인) 총 10획

亻 亻 亻 仁 仁 倍 倍 倍 倍 倍

白金(백금) 白旗(백기) 白馬(백마) 白色(백색) 白人(백인) 白土(백토)
白兵戰(백병전) 白日場(백일장) 白紙化(백지화) 白花春(백화춘)
白骨難忘(백골난망) 白衣民族(백의민족) 白衣從軍(백의종군)

흰 백
白(흰 백) 총 5획

白 白 白 白 白

百

일백 백

白(흰 백) 총 6획

百方(백방) 百分(백분) 百選(백선) 百姓(백성) 百出(백출) 百花(백화)
百萬弗(백만불) 百周年(백주년) 百貨店(백화점)
百科事典(백과사전) 百萬大軍(백만대군) 百發百中(백발백중)

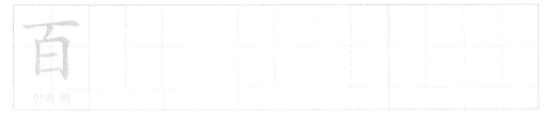

番

차례 번

田(밭 전) 총 12획

番外(번외) 番地(번지) 番號(번호)
不寢番(불침번)
郵便番號(우편번호)

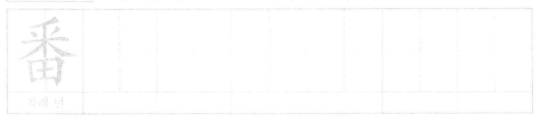

法

법 법

水(물 수) 총 8획

法官(법관) 法規(법규) 法道(법도) 法令(법령) 法律(법률) 法案(법안)
法務士(법무사) 法院長(법원장) 法制處(법제처) 法制化(법제화)
法政大學(법정대학)

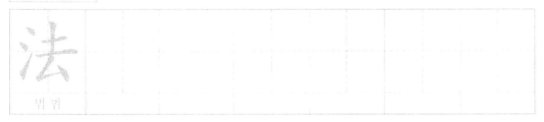

便

오줌 변

人(사람 인) 총 9획

便器(변기) 便秘(변비) 便所(변소) 便痛(변통)
洋便器(양변기)

ノ イ イ 伫 佰 佰 佰 便 便

變

변할 변

言(말씀 언) 총 23획

變更(변경) 變動(변동) 變貌(변모) 變色(변색) 變速(변속) 變形(변형)
變屍體(변시체) 變壓器(변압기) 變電所(변전소) 變奏曲(변주곡)
變化無雙(변화무쌍)

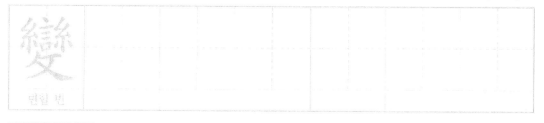

別

나눌 별

刀(칼 도) 총 7획

別居(별거) 別曲(별곡) 別館(별관) 別名(별명) 別食(별식) 別莊(별장)
別動隊(별동대) 別問題(별문제) 別手段(별수단) 別天地(별천지)
別段預金(별단예금) 別無神通(별무신통)

兵科(병과) 兵力(병력) 兵法(병법) 兵士(병사) 兵長(병장) 兵卒(병졸)
兵務廳(병무청) 兵站線(병참선)
兵家常事(병가상사)

군사 병

八(여덟 팔) 총 7획

乒 乊 乒 乒 乒 兵 兵

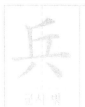

病苦(병고) 病名(병명) 病席(병석) 病室(병실) 病院(병원) 病者(병자)
病看護(병간호) 病原菌(병원균) 病蟲害(병충해)
同病相憐(동병상련)

병들 병

疒(병질 녁) 총 10획

亠 亠 广 广 疒 疒 疒 病 病 病

服務(복무) 服役(복역) 服用(복용) 服裝(복장) 服從(복종)
防寒服(방한복)
屈巾祭服(굴건제복)

옷 복

月(달 월) 총 8획

丿 刀 月 月 朋 朋 服 服

복 복

示(보일 시) 총 14획

福券(복권) 福金(복금) 福利(복리) 福音(복음) 福祉(복지)
福德房(복덕방) 福婦人(복부인) 福不福(복불복)
轉禍爲福(전화위복)

示 二 亍 亍 亓 示 示 祁 祁 祁 祁 福 福 福 福

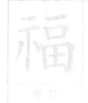

근본 본

木(나무 목) 총 5획

本家(본가) 本官(본관) 本校(본교) 本能(본능) 本名(본명) 本色(본색)
本格化(본격화)
本末顚倒(본말전도)

一 十 才 木 本

받들 봉

大(큰 대) 총 8획

奉事(봉사) 奉安(봉안) 奉養(봉양) 奉唱(봉창) 奉祝(봉축) 奉行(봉행)
陵參奉(능참봉)
滅私奉公(멸사봉공)

一 二 三 寿 夫 寿 奉 奉

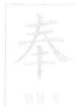

父

아비 부

父(아비 부) 총 4획

父系(부계) 父女(부녀) 父母(부모) 父子(부자) 父親(부친) 父兄(부형)
家父長(가부장)
父母兄弟(부모형제) 父生母育(부생모육) 父子有親(부자유친)

夫

지아비 부

大(큰 대) 총 4획

夫君(부군) 夫權(부권) 夫人(부인) 夫妻(부처)
農夫歌(농부가)
夫婦有別(부부유별) 夫唱婦隨(부창부수)

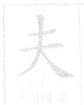

部

거느릴 부

邑(고을 읍) 총 11획

部隊(부대) 部落(부락) 部分(부분) 部長(부장) 部品(부품) 部下(부하)
大部分(대부분)
下部構造(하부구조)

北	北端(북단) 北道(북도) 北門(북문) 北美(북미) 北上(북상) 北韓(북한)
북녘 북	北東風(북동풍) 北半球(북반구) 北海島(북해도)
匕(비수 비) 총 5획	北斗七星(북두칠성) 北邙山川(북망산천) 北風寒雪(북풍한설)

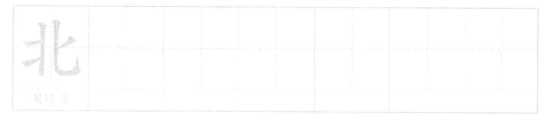

分	分家(분가) 分界(분계) 分校(분교) 分量(분량) 分別(분별) 分爭(분쟁)
나눌 분	分界線(분계선) 分岐點(분기점) 分水嶺(분수령)
刀(칼 도) 총 4획	分科委員(분과위원)

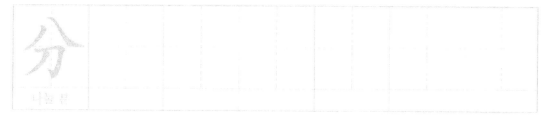

不	不屈(불굴) 不吉(불길) 不利(불리) 不安(불안) 不然(불연) 不便(불편)
아니 불	不可能(불가능) 不世出(불세출) 不安全(불안전) 不孝子(불효자)
一(한 일) 총 4획	不可思議(불가사의) 不可抗力(불가항력) 不老長生(불로장생)

比較(비교) 比等(비등) 比例(비례) 比率(비율) 比喻(비유) 比重(비중)
比丘尼(비구니)

견줄 비

比(견줄 비) 총 4획

比

견줄 비

費目(비목) 費用(비용)
消費者(소비자)
消費事業(소비사업)

소비할 비

貝(조개 패) 총 12획

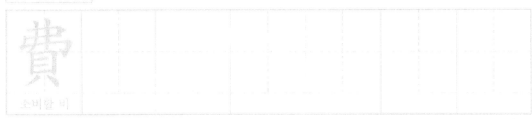

費

소비할 비

鼻炎(비염) 鼻音(비음)
阿鼻叫喚(아비규환)

코 비

鼻(코 비) 총 14획

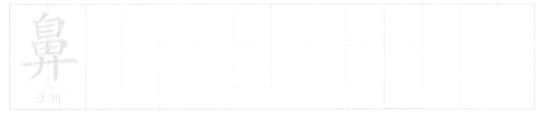

鼻

코 비

氷	氷庫(빙고) 氷菓(빙과) 氷水(빙수) 氷點(빙점) 氷板(빙판) 氷河(빙하) 氷醋酸(빙초산) 氷山一角(빙산일각)
얼음 빙 水(물 수) 총 5획	丿 刁 礻 氷 氷

士	士官(사관) 士氣(사기) 士兵(사병) 士禍(사화) 士大夫(사대부) 士氣旺盛(사기왕성) 士農工商(사농공상)
선비 사 士(선비 사) 총 3획	一 十 士

四	四季(사계) 四苦(사고) 四面(사면) 四物(사물) 四方(사방) 四寸(사촌) 四角形(사각형) 四君子(사군자) 四大門(사대문) 四旬節(사순절) 四面楚歌(사면초가) 四方八方(사방팔방) 四寸兄弟(사촌형제)
넉 사 口(큰 입구) 총 5획	丨 冂 冂 四 四

仕

벼슬 사

亻(사람 인) 총 5획

奉仕(봉사) 仕官(사관) 出仕(출사)

ノ　亻　仁　什　仕

史

역사 사

口(입 구) 총 5획

史劇(사극) 史料(사료) 史實(사실) 史蹟(사적) 史草(사초) 史學(사학)
史學者(사학자)
民族史觀(민족사관)

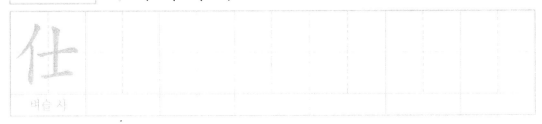

死

죽을 사

歹 (죽을 사) 총 6획

死角(사각) 死力(사력) 死亡(사망) 死別(사별) 死色(사색) 死活(사활)
死文化(사문화) 死傷者(사상자) 死六臣(사육신) 死火山(사화산)
死生決斷(사생결단)

社 모일 사 示(보일 시) 총 8획	社交(사교) 社報(사보) 社員(사원) 社長(사장) 社宅(사택) 社會(사회) 社內外(사내외) 社團法人(사단법인)

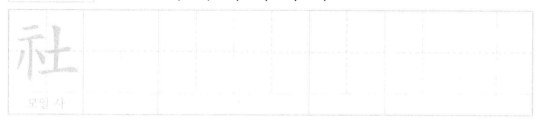

社 모일 사	

使 부릴 사 人(사람 인) 총 8획	使童(사동) 使令(사령) 使命(사명) 使臣(사신) 使用(사용) 使者(사자) 公使館(공사관) 使徒信經(사도신경) 使徒行傳(사도행전)

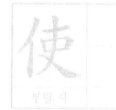

使 부릴 사	

事 일 사 亅(갈고리 궐) 총 8획	事件(사건) 事故(사고) 事物(사물) 事實(사실) 事前(사전) 事情(사정) 事務局(사무국) 事務長(사무장) 事大主義(사대주의) 事實無根(사실무근) 事必歸正(사필귀정)

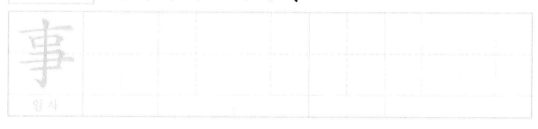

事 일 사	

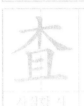

査頓(사돈) 査問(사문) 査閱(사열) 査證(사증) 査察(사찰)
査夫人(사부인)
國政監査(국정감사)

사실할 사

木(나무 목) 총 9획

一 十 才 木 杏 杏 杳 査 査

思考(사고) 思料(사료) 思慕(사모) 思想(사상) 思索(사색) 思惟(사유)
思考力(사고력) 思母曲(사모곡) 思春期(사춘기)
思美人曲(사미인곡)

생각할 사

心(마음 심) 총 9획

丨 口 日 田 田 田 思 思 思

寫本(사본) 寫生(사생) 寫植(사식) 寫實(사실) 寫眞(사진)
複寫機(복사기)
側面描寫(측면묘사)

베낄 사

宀(갓머리) 총 15획

丶 宀 宀 宀 宀 宀 宀 宀 宀 宀 宀 宀 宀 寫 寫

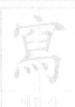

山林(산림) 山寺(산사) 山所(산소) 山水(산수) 山中(산중) 山地(산지)
山沙汰(산사태) 山有花(산유화) 山川魚(산천어)
山間地方(산간지방) 山川草木(산천초목) 山海珍味(산해진미)

메 산

山(메 산) 총 3획

丨 山 山

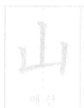

產苦(산고) 產卵(산란) 產母(산모) 產物(산물) 產業(산업) 產地(산지)
工産品(공산품)
軍需産業(군수산업)

낳을 산

生(날 생) 총 11획

產 產 產 立 立 産 産 産 産 産 産

算數(산수) 算入(산입) 算定(산정) 算出(산출) 算筒(산통)
加算稅(가산세)
豫算審議(예산심의)

셈할 산

竹(대 죽) 총 14획

算 算 算 算 算 算 算 算 算 算 算 算 算 算

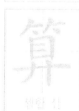

三	三國(삼국) 三軍(삼군) 三冬(삼동) 三面(삼면) 三月(삼월) 三寸(삼촌) 三角巾(삼각건) 三多島(삼다도) 三色旗(삼색기) 三千里(삼천리) 三綱五倫(삼강오륜) 三十六計(삼십육계) 三一天下(삼일천하)
석 삼 一(한 일) 총 3획	

上	上京(상경) 上記(상기) 上空(상공) 上陸(상륙) 上衣(상의) 上下(상하) 上半期(상반기) 上水道(상수도) 上中下(상중하) 上八字(상팔자) 上意下達(상의하달) 上下水道(상하수도) 上厚下薄(상후하박)
위 상 一(한 일) 총 3획	丨 上 上

相	相關(상관) 相剋(상극) 相談(상담) 相逢(상봉) 相殺(상쇄) 相好(상호) 相見禮(상견례) 相當數(상당수) 相對方(상대방) 相對性(상대성) 相扶相助(상부상조) 相乘作用(상승작용)
서로 상 目(눈 목) 총 9획	一 十 才 木 朴 机 相 相 相

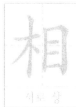

헤아릴 상

口(입 구) 총 11획

商街(상가) 商大(상대) 商法(상법) 商社(상사) 商業(상업) 商品(상품)
商去來(상거래) 商工部(상공부) 商行爲(상행위)
商業銀行(상업은행)

상줄 상

貝(조개 패) 총 15획

賞金(상금) 賞罰(상벌) 賞狀(상장) 賞牌(상패) 賞品(상품) 賞勳(상훈)
賞與金(상여금) 賞春客(상춘객)

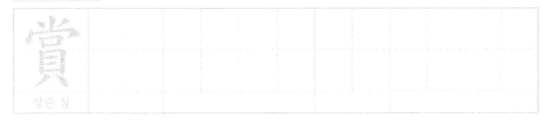

빛 색

色(빛 색) 총 6획

色感(색감) 色盲(색맹) 色素(색소) 色紙(색지) 色彩(색채)
色眼鏡(색안경) 色鉛筆(색연필)
十人十色(십인십색)

生

날 생

生(날 생) 총 5획

生家(생가) 生氣(생기) 生母(생모) 生物(생물) 生日(생일) 生活(생활)
生命力(생명력) 生命水(생명수) 生物學(생물학) 生活力(생활력)
生年月日(생년월일) 生面不知(생면부지) 生活下水(생활하수)

丿 ㅏ ㅗ 牛 生

西

서녘 서

西(덮을 아) 총 6획

西經(서경) 西歐(서구) 西紀(서기) 西山(서산) 西洋(서양) 西海(서해)
西班牙(서반아) 西洋畵(서양화)
西方淨土(서방정토) 西山大師(서산대사)

一 丆 丏 襾 西 西

序

차례 서

广 (엄 호) 총 7획

序曲(서곡) 序頭(서두) 序列(서열) 序論(서론) 序文(서문) 序詩(서시)
無秩序(무질서)
長幼有序(장유유서)

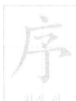

書
글 서
曰(가로 왈) 총 10획

書架(서가) 書記(서기) 書堂(서당) 書面(서면) 書名(서명) 書信(서신)
書簡文(서간문) 書類綴(서류철) 書誌學(서지학)
書面契約(서면계약)

フ ユ ヨ ヨ ま ま 書 書 書 書

夕
저녁 석
夕(저녁 석) 총 3획

夕刊(석간) 夕霧(석무) 夕飯(석반) 夕陽(석양)
朝夕禮佛(조석예불)

ノ ク 夕

石
돌 석
石(돌 석) 총 5획

石工(석공) 石窟(석굴) 石物(석물) 石榴(석류) 石油(석유) 石材(석재)
石氷庫(석빙고)
一石二鳥(일석이조)

一 ア 不 石 石

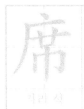

席卷(석권) 席上(석상) 席次(석차)
外野席(외야석)
席藁待罪(석고대죄)

席
자리 석
巾(수건 건) 총 10획

巾 广 广 庐 庐 庐 庐 庐 席 席

仙境(선경) 仙女(선녀) 仙藥(선약) 仙人(선인) 仙鶴(선학)
仙人掌(선인장) 仙花紙(선화지)
仙風道骨(선풍도골)

仙
신선 선
人(사람 인) 총 5획

ノ 亻 仏 仙 仙

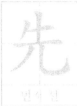

先決(선결) 先攻(선공) 先金(선금) 先生(선생) 先祖(선조) 先後(선후)
先覺者(선각자) 先發隊(선발대) 先入見(선입견) 先進國(선진국)
先見之明(선견지명) 先禮後學(선례후학) 先制攻擊(선제공격)

先
먼저 선
儿(어진사람 인) 총 6획

丿 广 牛 牛 先 先

船內(선내) 船舶(선박) 船上(선상) 船員(선원) 船長(선장) 船主(선주)
造船所(조선소)

船

배 선

舟(배 주) 총 11획

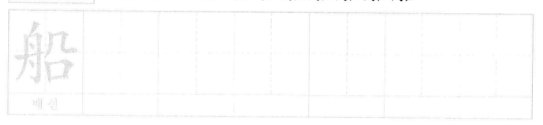

善良(선량) 善防(선방) 善心(선심) 善惡(선악) 善意(선의) 善行(선행)
性善說(성선설)
善男善女(선남선녀)

善

착할 선

口(입 구) 총 12획

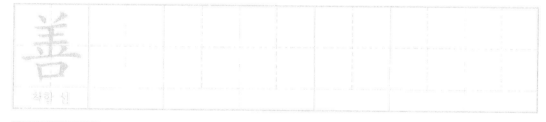

線路(선로) 線上(선상)
分界線(분계선)
有線放送(유선방송)

線

줄 선

糸(실 사) 총 15획

` � ⺄ ⺯ 糸 糸 糸 糸 糽 納 絇 絇 緼 線 線 線`

93

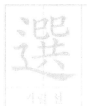

選擧(선거) 選曲(선곡) 選良(선량) 選拔(선발) 選別(선별) 選定(선정)
選多型(선다형)
直接選擧(직접선거)

가릴 선

辶(책받침) 총 16획

丷 丷 尸 巴 巴 巴 巴 巴 巽 巽 巽 巽 巽 巽 選 選 選 選

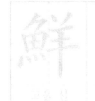

鮮明(선명) 鮮血(선혈)
箕子·朝鮮(기자조선)

고울 선

魚(고기 어) 총 17획

ノ 勺 勺 勺 乌 角 鱼 鱼 鱼 魚 魚 魚 鮮 鮮 鮮 鮮

雪景(설경) 雪山(설산) 雪夜(설야) 雪辱(설욕) 雪原(설원) 雪花(설화)
雪嶽山(설악산)
雪上加霜(설상가상)

눈 설

雨(비 우) 총 11획

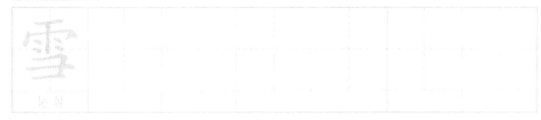

一 厂 戸 雨 雨 雪 雪 雪 雪 雪 雪

說 말씀 설
言(말씀 언) 총 14획

說敎(설교) 說得(설득) 說明(설명) 說文(설문) 說法(설법) 說話(설화)
說得力(설득력)
說往說來(설왕설래)

`ン ニ ゴ 言 言 言 言 言 訂 說 說 說 說 說`

成 이룰 성
戈(창 과) 총 7획

成功(성공) 成立(성립) 成分(성분) 成事(성사) 成人(성인) 成長(성장)
成均館(성균관) 成年式(성년식) 成文法(성문법)
成群作黨(성군작당)

`一 厂 F 万 成 成 成`

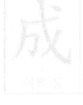

性 성품 성
心(마음 심) 총 8획

性格(성격) 性能(성능) 性味(성미) 性別(성별) 性質(성질) 性品(성품)
性理學(성리학) 性善說(성선설) 性惡說(성악설)
中性洗劑(중성세제) 陽性反應(양성반응)

`ᆞ ᆞ 忄 忄 忄 忄 性 性`

姓 성씨 성 女(계집 녀) 총 8획	姓名(성명) 姓氏성씨 姓銜(성함) 通姓名(통성명) 同姓同本(동성동본)

姓 성씨 성							

省 살필 성 目(눈 목) 총 9획	省墓(성묘) 省察(성찰) 歸省客(귀성객) 人事不省(인사불성)

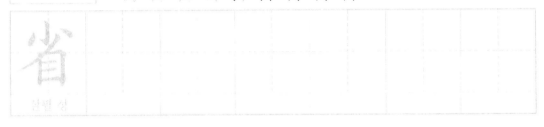

省 살필 성							

世 인간 세 一(한 일) 총 5획	世間(세간) 世界(세계) 世代(세대) 世上(세상) 世俗(세속) 世態(세태) 世上事(세상사) 世代交替(세대교체) 世上萬事(세상만사)

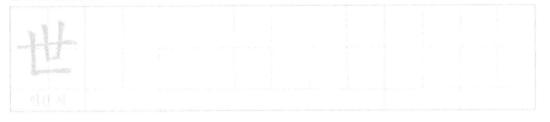

世 인간 세							

洗 씻을 세

水(물 수) 총 9획

洗腦(세뇌) 洗面(세면) 洗手(세수) 洗劑(세제) 洗車(세차) 洗濯(세탁)
洗濯機(세탁기)
洗踏足白(세답족백)

歲 해 세

止(그칠 지) 총 13획

歲拜(세배) 歲費(세비) 歲月(세월) 歲饌(세찬) 歲出(세출)
歲時記(세시기)
歲寒三友(세한삼우)

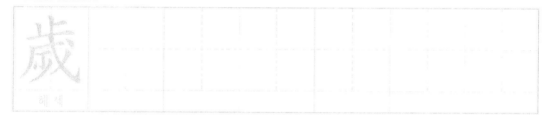

小 작을 소

小(작을 소) 총 3획

小農(소농) 小路(소로) 小便(소변) 小說(소설) 小食(소식) 小人(소인)
小農家(소농가) 小文字(소문자) 小市民(소시민) 小人國(소인국)
中小企業(중소기업)

小 小 小

少	少女(소녀) 少年(소년) 少量(소량) 少數(소수) 少額(소액) 少將(소장)
적을 소	少年院(소년원)
小(작을 소) 총 4획	男女老少(남녀노소)

亅 小 小 少

所	所感(소감) 所見(소견) 所長(소장) 所有(소유) 所重(소중) 所行(소행)
장소 소	所有物(소유물) 所有主(소유주) 所在地(소재지)
戶(집 호) 총 8획	所願成就(소원성취)

丶 丆 尸 尸 尸 所 所 所

消	消毒(소독) 消燈(소등) 消失(소실) 消日(소일) 消風(소풍) 消和(소화)
사라질 소	消費者(소비자) 消耗品(소모품) 消防車(소방차) 消火栓(소화전)
水(물 수) 총 10획	消息不通(소식불통) 消化不良(소화불량)

氵 氵 氵 汁 汁 沙 沪 消 消 消

束縛(속박)
不拘束(불구속)
束手無策(속수무책)

묶을 속
木(나무 목) 총 7획

一 丆 币 币 朿 束 束

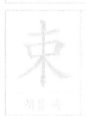

速決(속결) 速記(속기) 速度(속도) 速力(속력) 速成(속성) 速行(속행)
速讀法(속독법)
速戰速決(속전속결)

빠를 속
辶(책받침) 총 11획

一 丆 币 币 朿 束 束 涑 涑 涑 速

速

孫

孫子(손자)
孫悟空(손오공)
代代孫孫(대대손손)

손자 손
子(아들 자) 총 10획

了 了 子 孑 孖 孫 孫 孫 孫 孫

孫

물 수

水(물 수) 총 4획

水軍(수군) 水道(수도) 水力(수력) 水面(수면) 水上(수상) 水草(수초)
水口門(수구문) 水冷式(수냉식) 水洗式(수세식) 水平線(수평선)
水陸兩用(수륙양용) 水利組合(수리조합) 水魚之交(수어지교)

水 水 水 水

손 수

手(손 수) 총 4획

手巾(수건) 手記(수기) 手動(수동) 手術(수술) 手中(수중) 手話(수화)
手工業(수공업) 手不足(수부족) 手數料(수수료) 手貨物(수화물)
手不釋卷(수불석권)

手 手 手 手

머리 수

首(머리 수) 총 9획

首肯(수긍) 首腦(수뇌) 首都(수도) 首領(수령) 首席(수석) 首長(수장)
首弟子(수제자)
首邱初心(수구초심) 首鼠兩端(수서양단)

首 首 首 首 丷 首 首 首 首

數

셈할 수

攵(등글월 문) 총 15획

數年(수년) 數量(수량) 數理(수리) 數萬(수만) 數千(수천) 數學(수학)
數百萬(수백만) 數學科(수학과)
數理經濟學(수리경제학)

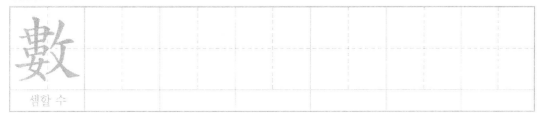

樹

나무 수

木(나무 목) 총 16획

樹林(수림) 樹立(수립) 樹木(수목)
果樹園(과수원)
風樹之嘆(풍수지탄)

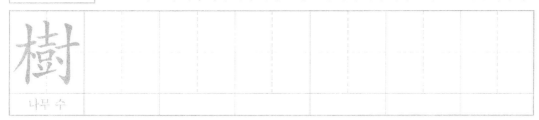

宿

묵을 숙

宀(갓머리) 총 11획

宿命(숙명) 宿泊(숙박) 宿所(숙소) 宿食(숙식) 宿題(숙제) 宿直(숙직)
下宿生(하숙생)

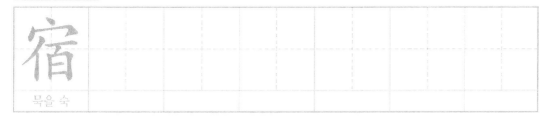

順	順理(순리) 順番(순번) 順序(순서) 順位(순위) 順應(순응) 順從(순종)
순할 순	雨天順延(우천순연)
頁(머리 혈) 총 12획	

順	
순할 순	

術	術數(술수) 術策(술책)
재주 술	技術者(기술자)
行(다닐 행) 총 11획	技術導入(기술도입)

術	
재주 술	

習	習慣(습관) 習性(습성) 習作(습작)
익힐 습	見習工(견습공)
羽(깃 우) 총 11획	豫行演習(예행연습)

習 習 習 習 習 習 習 習 習 習 習

習	
익힐 습	

勝	勝利(승리) 勝負(승부) 勝算(승산) 勝勢(승세) 勝者(승자) 勝敗(승패)
이길 승	勝戰鼓(승전고)
力(힘 력) 총 12획	乘勝長驅(승승장구)

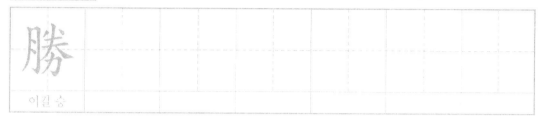

勝					
이길 승					

示	示達(시달) 示範(시범) 示唆(시사) 示威(시위)
보일 시	展示會(전시회)
示(보일 시) 총 5획	意思表示(의사표시)

示					
보일 시					

市	市內(시내) 市道(시도) 市立(시립) 市民(시민) 市外(시외) 市中(시중)
시가 시	市街地(시가지) 市有地(시유지) 市邑面(시읍면)
巾(수건 건) 총 5획	場外市場(장외시장)

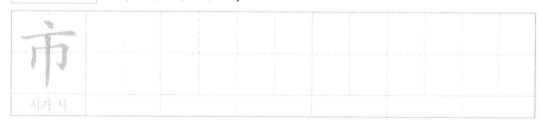

市					
시가 시					

始 **처음 시** 女(계집 녀) 총 8획	始球(시구) 始動(시동) 始發(시발) 始作(시작) 始祖(시조) 始初(시초) 始務式(시무식) 始終一貫(시종일관)

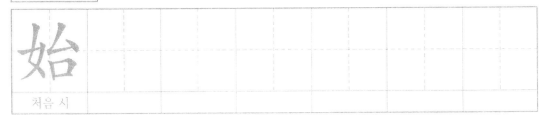

始 처음 시							

時 **때 시** 日(날 일) 총 10획	時刻(시각) 時間(시간) 時計(시계) 時日(시일) 時事(시사) 時速(시속) 時間表(시간표) 時空間(시공간) 時事物(시사물) 時空世界(시공세계) 時事漫評(시사만평) 時時刻刻(시시각각)

時 때 시							

式 **법 식** 弋(주살 익) 총 6획	式辭(식사) 式順(식순) 式場(식장) 開所式(개소식) 略式裁判(약식재판)

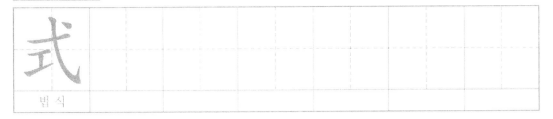

式 법 식							

밥 식

食(밥 식) 총 9획

食口(식구) 食堂(식당) 食事(식사) 食水(식수) 食前(식전) 食品(식품)
食道樂(식도락) 食料品(식료품) 食生活(식생활) 食中毒(식중독)
食事時間(식사시간) 食少事煩(식소사번) 食飮全廢(식음전폐)

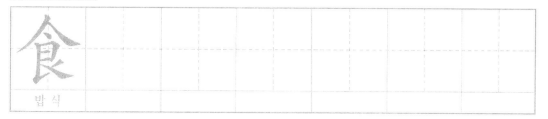

食

밥 식

심을 식

木(나무 목) 총 12획

植木(식목) 植物(식물) 植樹(식수) 植字(식자)
植木日(식목일) 植民地(식민지)
植物人間(식물인간) 植物生態學(식물생태학)

植

심을 식

알 식

言(말씀 언) 총 19획

識見(식견) 識別(식별)
知識人(지식인)
識字憂患(식자우환)

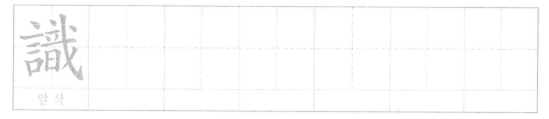

識

알 식

臣下(신하)
死六臣(사육신)
君臣有義(군신유의)

신하 신

臣(신하 신) 총 6획

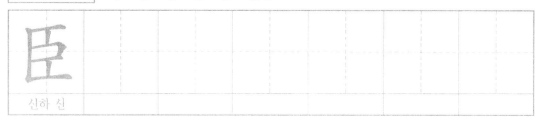

身邊(신변) 身病(신병) 身分(신분) 身長(신장) 身體(신체)
一身上(일신상)
身言書判(신언서판)

몸 신

身(몸 신) 총 7획

信念(신념) 信徒(신도) 信用(신용) 信義(신의) 信者(신자) 信號(신호)
公信力(공신력)
信賞必罰(신상필벌)

믿을 신

人(사람 인) 총 9획

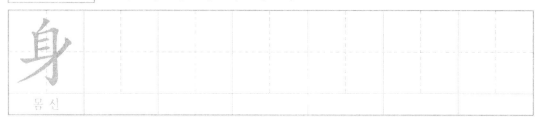

神

귀신 신

示(보일 시) 총 10획

神氣(신기) 神童(신동) 神明(신명) 神父(신부) 神仙(신선) 神話(신화)
神通力(신통력) 神學大(신학대)
神出鬼沒(신출귀몰)

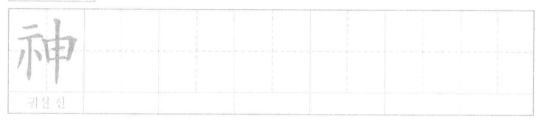

新

새 신

斤(도끼 근) 총 13획

新刊(신간) 新曲(신곡) 新年(신년) 新聞(신문) 新生(신생) 新人(신인)
新世界(신세계) 新世代(신세대)新入生(신입생)
新陳代謝(신진대사)

失

잃을 실

大(큰 대) 총 5획

失脚(실각) 失格(실격) 失望(실망) 失手(실수) 失言(실언) 失足(실족)
失語症(실어증) 失鄕民(실향민)
早失父母(조실부모)

室內(실내) 室溫(실온) 室外(실외)
室內外(실내외) 室內靴(실내화)
溫室效果(온실효과)

집 실

宀(갓머리) 총 9획

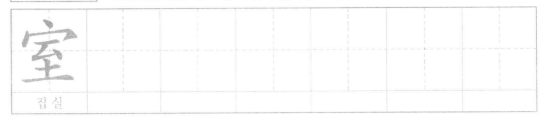

室							

집 실

實感(실감) 實力(실력) 實物(실물) 實益(실익) 實存(실존) 實現(실현)
實用品(실용품) 實收益(실수익) 實定法(실정법) 實學派(실학파)
實用新案(실용신안) 實踐哲學(실천철학)

열매 실

宀(갓머리) 총 14획

實							

열매 실

心琴(심금) 心氣(심기) 心理(심리) 心算(심산) 心術(심술) 心中(심중)
心理戰(심리전) 心因性(심인성) 心電圖(심전도)
心機一轉(심기일전) 心身修練(심신수련)

마음 심

心(마음 심) 총 4획

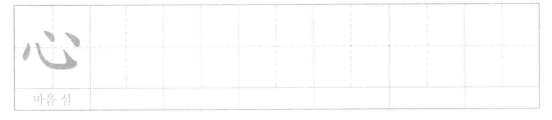

心							

마음 심

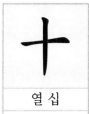

열 십

十(열 십) 총 2획

十干(십간) 十戒(십계) 十代(십대) 十里(십리) 十分(십분) 十指(십지)
十字架(십자가) 十長生(십장생) 十進法(십진법) 十八番(십팔번)
十年減壽(십년감수) 十人十色(십인십색) 十中八九(십중팔구)

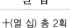

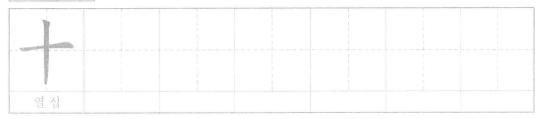

열 십

兒

아이 아

儿(어진사람 인) 총 8획

兒童(아동) 兒名(아명) 兒役(아역)
兒女子(아녀자)
兒童文學(아동문학)

아이 아

惡

악할 악

心(마음 심) 총 12획

惡談(악담) 惡黨(악당) 惡德(악덕) 惡毒(악독) 惡魔(악마) 惡夢(악몽)
惡循環(악순환) 惡影響(악영향) 惡條件(악조건) 惡趣味(악취미)
惡戰苦鬪(악전고투)

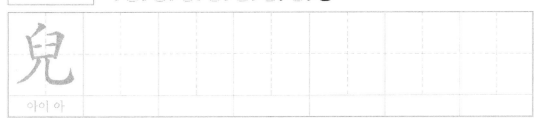

악할 악

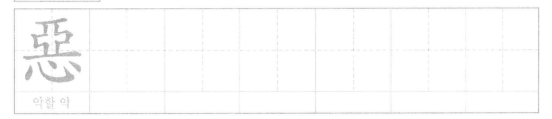

풍류 악

木(나무 목) 총 15획

樂曲(악곡) 樂器(악기) 樂壇(악단) 樂譜(악보) 樂士(악사) 樂章(악장)
樂劇團(악극단)
樂章歌詞(악장가사)

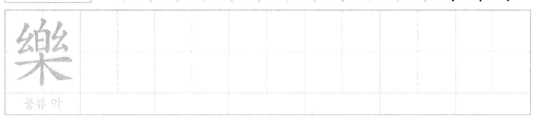

樂

풍류 악

安

편안할 안

宀(갓머리) 총 6획

安寧(안녕) 安眠(안면) 安否(안부) 安心(안심) 安危(안위) 安全(안전)
安樂死(안락사) 安息處(안식처) 安定性(안정성)
安全教育(안전교육) 安全保障(안전보장) 安全事故(안전사고)

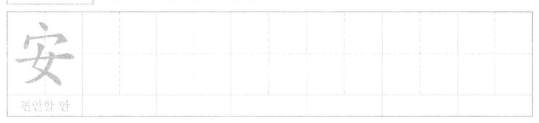

安

편안할 안

案

책상 안

木(나무 목) 총 10획

案件(안건) 案席(안석)
案內狀(안내장)
實用新案(실용신안)

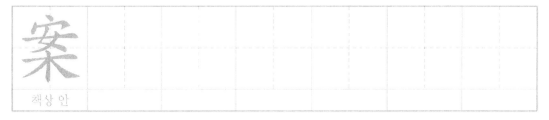

案

책상 안

사랑 애

心(마음 심) 총 13획

愛犬(애견) 愛校(애교) 愛國(애국) 愛馬(애마) 愛用(애용) 愛人(애인)
愛國歌(애국가) 愛讀者(애독자) 愛着心(애착심) 愛唱曲(애창곡)

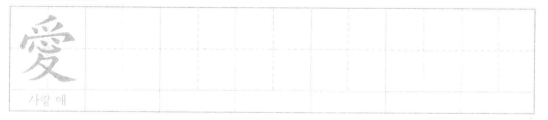

밤 야

夕(저녁 석) 총 8획

夜景(야경) 夜光(야광) 夜勤(야근) 夜食(야식) 夜學(야학) 夜行(야행)
夜尿症(야뇨증) 夜盲症(야맹증) 夜市場(야시장) 夜會服(야회복)
夜間作業(야간작업) 夜間學校(야간학교) 夜半逃走(야반도주)

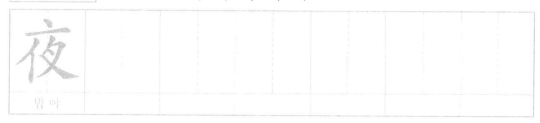

들 야

里(마을 리) 총 11획

野圈(야권) 野談(야담) 野山(야산) 野生(야생) 野外(야외) 野人(야인)
野性美(야성미) 野心作(야심작) 野遊會(야유회) 野積場(야적장)
野壇法席(야단법석) 野心滿滿(야심만만)

約

맺을 약

糸(실 사) 총 9획

約款(약관) 約束(약속) 約定(약정) 約婚(약혼)
假契約(가계약)
友好條約(우호조약)

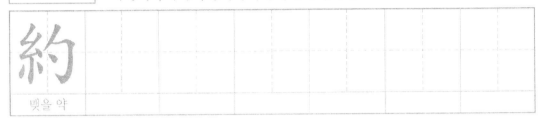

約

맺을 약

弱

약할 약

弓(활 궁) 총 10획

弱骨(약골) 弱勢(약세) 弱小(약소) 弱者(약자) 弱點(약점) 弱化(약화)
弱小國(약소국)
弱肉强食(약육강식) 弱者先手(약자선수)

弱

약할 약

藥

약 약

艸(풀 초) 총 19획

藥局(약국) 藥物(약물) 藥水(약수) 藥用(약용) 藥品(약품) 藥草(약초)
藥理學(약리학) 藥方文(약방문) 藥湯器(약탕기)
藥物中毒(약물중독) 藥房甘草(약방감초)

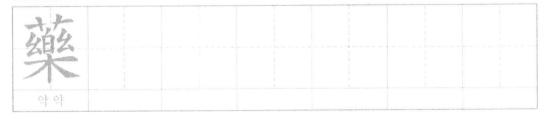

藥

약 약

洋	洋弓(양궁) 洋服(양복) 洋食(양식) 洋藥(양약) 洋屋(양옥) 洋裝(양장) 洋便器(양변기) 洋鐵桶(양철통) 洋靴店(양화점) 遠洋漁業(원양어업)
바다 양	
水(물 수) 총 9획	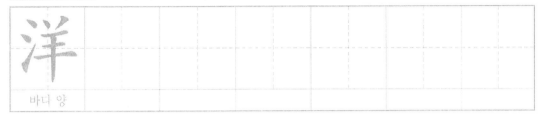

洋	
바다 양	

陽	陽極(양극) 陽氣(양기) 陽曆(양력) 陽地(양지) 陽明學(양명학) 陽山道(양산도) 陽性化(양성화) 陽性反應(양성반응) 陽春佳節(양춘가절)
볕 양	
阜(언덕 부) 총 12획	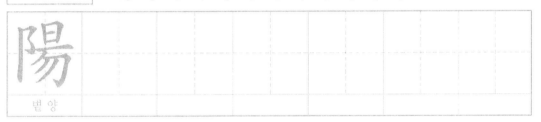

陽	
볕 양	

養	養鷄(양계) 養豚(양돈) 養蜂(양봉) 養殖(양식) 養魚(양어) 養護(양호) 養老院(양로원) 養父母(양부모) 養育費(양육비) 養虎遺患(양호유환)
기를 양	
食(밥 식) 총 15획	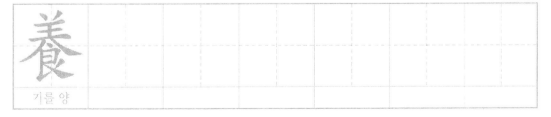

養	
기를 양	

魚

물고기 어

魚(물고기 어) 총 11획

魚雷(어뢰) 魚類(어류) 魚物(어물) 魚粉(어분) 魚種(어종) 魚拓(어탁)
魚市場(어시장)
魚頭肉尾(어두육미)

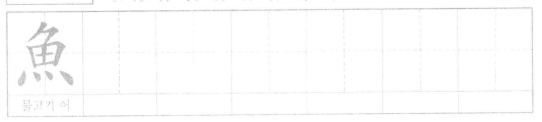

魚

물고기 어

漁

고기잡을 어

水(물 수) 총 14획

漁具(어구) 漁夫(어부) 漁船(어선) 漁業(어업) 漁場(어장) 漁獲(어획)
禁漁期(금어기)
漁撈水域(어로수역) 漁父之利(어부지리)

漁

고기잡을 어

語

말씀 어

言(말씀 언) 총 14획

語感(어감) 語錄(어록) 語源(어원) 語套(어투) 語學(어학) 語彙(어휘)
語助辭(어조사)
語文一致(어문일치) 語不成說(어불성설)

語

말씀 어

억 억

人(사람 인) 총 15획

億劫(억겁) 億臺(억대)
億萬長者(억만장자) 億兆蒼生(억조창생)

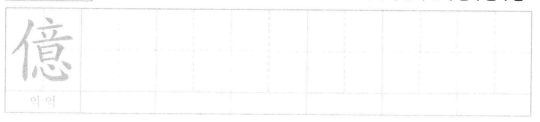

億						
억 억						

말씀 언

言(말씀 언) 총 7획

言及(언급) 言動(언동) 言論(언론) 言明(언명) 言約(언약) 言語(언어)
言必稱(언필칭)
言文一致(언문일치) 言語道斷(언어도단) 言中有骨(언중유골)

言 言 言 言 言 言 言

言						
말씀 언						

업 업

木(나무 목) 총 13획

業界(업계) 業務(업무) 業者(업자) 業種(업종) 業主(업주) 業體(업체)
企業主(기업주)
夜間作業(야간작업)

業						
업 업						

然	然後(연후) 大自然(대자연) 自然科學(자연과학)
그러할 연	
火(불 화) 총 12획	

然
그러할 연

熱	熱狂(열광) 熱氣(열기) 熱量(열량) 熱心(열심) 熱演(열연) 熱風(열풍) 熱器具(열기구) 熱帶林(열대림) 熱帶魚(열대어) 熱射病(열사병) 熱河日記(열하일기)
더울 열	
火(불 화) 총 15획	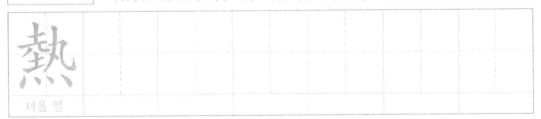

熱
더울 열

葉	葉書(엽서) 葉錢(엽전) 葉茶(엽차) 葉綠素(엽록소) 一葉片舟(일엽편주)
잎 엽	
艸(풀 초) 총 13획	葉葉葉葉葉葉葉葉葉葉葉葉葉

葉
잎 엽

永
길 영
水(물 수) 총 5획

永世(영세) 永遠(영원)
永訣式(영결식) 永久的(영구적) 永續性(영속성) 永住權(영주권)
永久不變(영구불변) 永世中立(영세중립) 永遠不滅(영원불멸)

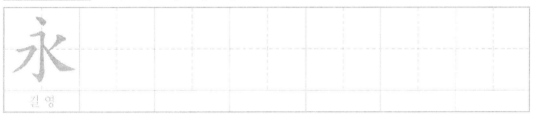

英
꽃부리 영
艸(풀 초) 총 9획

英國(영국) 英斷(영단) 英語(영어) 英字(영자) 英材(영재) 英特(영특)
英文學(영문학) 英雄心(영웅심)
育英事業(육영사업)

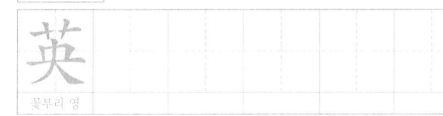

五
다섯 오
二(두 이) 총 4획

五角(오각) 五感(오감) 五氣(오기) 五福(오복) 五色(오색) 五月(오월)
五加皮(오가피) 五大洋(오대양) 五線紙(오선지) 五葉松(오엽송)
五穀百果(오곡백과) 五里霧中(오리무중) 五色玲瓏(오색영롱)

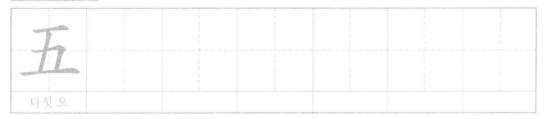

	午睡(오수) 午前(오전) 午餐(오찬) 午後(오후) 子午線(자오선) 甲午更張(갑오경장)
낮 오	
十(열 십) 총 4획	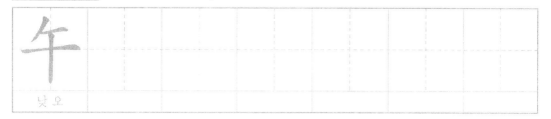

午							
낮 오							

惡	憎惡(증오) 嫌惡感(혐오감)
미워할 오	
心(마음 심) 총 12획	

惡						
미워할 오						

屋	屋號(옥호) 屋內外(옥내외) 屋外集會(옥외집회)
집 옥	
尸(주검 시) 총 9획	屋 屋 尸 尸 屋 屋 屋 屋 屋

屋						
집 옥						

溫	溫氣(온기) 溫度(온도) 溫床(온상) 溫水(온수) 溫室(온실) 溫和(온화)
	溫暖化(온난화) 溫突房(온돌방)
따뜻할 온	溫故知新(온고지신) 溫室效果(온실효과) 溫風暖房(온풍난방)
水(물 수) 총 13획	

溫						
따뜻할 온						

完	完決(완결) 完工(완공) 完了(완료) 完璧(완벽) 完勝(완승) 完治(완치)
	完製品(완제품)
완전할 완	完全無缺(완전무결) 完全犯罪(완전범죄)
ᐟᐟ(갓머리) 총 7획	

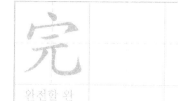

完						
완전할 완						

王	王家(왕가) 王國(왕국) 王道(왕도) 王命(왕명) 王室(왕실) 王子(왕자)
	王固執(왕고집) 王世子(왕세자)
임금 왕	閻羅大王(염라대왕)
玉(구슬 옥) 총 4획	

王						
임금 왕						

外

바깥 외

夕(저녁 석) 총 5획

外家(외가) 外科(외과) 外國(외국) 外面(외면) 外食(외식) 外出(외출)
外交官(외교관) 外國人(외국인) 外來語(외래어) 外三寸(외삼촌)
外交文書(외교문서) 外食産業(외식산업) 外人部隊(외인부대)

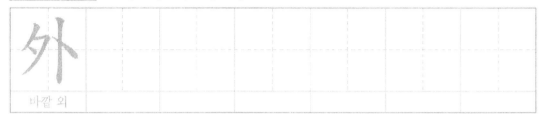

外

바깥 외

要

구할 요

襾(덮을 아) 총 9획

要件(요건) 要求(요구) 要望(요망) 要約(요약) 要點(요점) 要地(요지)
要注意(요주의) 要衝地(요충지)
要視察人(요시찰인) 要式行爲(요식행위)

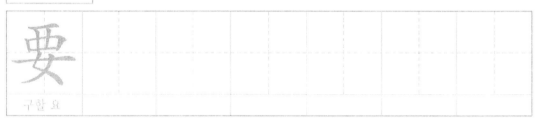

要

구할 요

樂

좋아할 요

木(나무 목) 15획

樂山樂水(요산요수)

樂

좋아할 요

曜

빛날 요

日(날 일) 총 18획

曜日(요일)
月曜病(월요병)

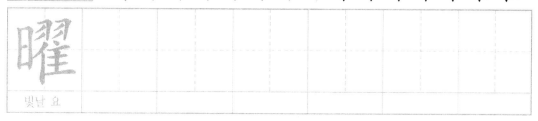

曜

빛날 요

浴

목욕할 욕

水(물 수) 총 10획

浴室(욕실) 浴槽(욕조)
沐浴湯(목욕탕)

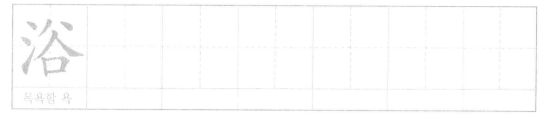

浴

목욕할 욕

用

쓸 용

用(쓸 용) 총 5획

用度(용도) 用便(용변) 用水(용수) 用語(용어) 用意(용의) 用紙(용지)
用水路(용수로)
特用作物(특용작물)

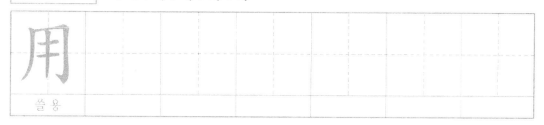

用

쓸 용

勇

날랠 용

力(힘 력) 총 9획

勇氣(용기) 勇斷(용단) 勇名(용명) 勇士(용사) 勇退(용퇴)
義勇軍(의용군)
勇敢無雙(용감무쌍) 勇氣百倍(용기백배)

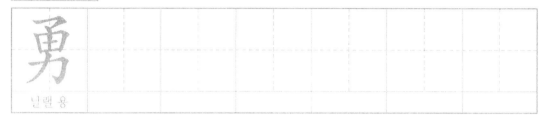

勇

날랠 용

牛

소 우

牛(소 우) 총 4획

牛角(우각) 牛步(우보) 牛乳(우유) 牛皮(우피) 牛黃(우황)
牛馬車(우마차) 牛市場(우시장)
九牛一毛(구우일모)

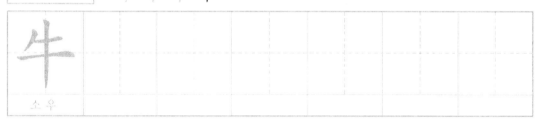

牛

소 우

友

벗 우

又(또 우) 총 4획

友邦(우방) 友愛(우애) 友情(우정) 友好(우호)
鄕友會(향우회)
友好條約(우호조약)

友

벗 우

右	右傾(우경) 右腕(우완) 右前(우전) 右側(우측) 右派(우파) 右議政(우의정) 右翼手(우익수) 右回轉(우회전) 右往左往(우왕좌왕)
오른쪽 우	
口(입 구) 총 5획	

右						
오른쪽 우						

雨	雨期(우기) 雨量(우량) 雨雹(우박) 雨備(우비) 雨傘(우산) 雨中(우중) 降雨量(강우량) 雨天順延(우천순연) 雨後竹筍(우후죽순)
비 우	
雨(비 우) 총 8획	

雨						
비 우						

雲	雲母(운모) 雲霧(운무) 雲峰(운봉) 雲集(운집) 雲海(운해) 風雲兒(풍운아) 望雲之情(망운지정)
구름 운	雲雲雲雲雲雲雲雲雲雲雲雲
雨(비 우) 총 12획	

雲						
구름 운						

돌 운

辶 (책받침) 총 13획

運動(운동) 運命(운명) 運送(운송) 運用(운용) 運河(운하) 運行(운행)
運動場(운동장) 運輸業(운수업)
運動競技(운동경기) 運數所關(운수소관) 運轉技士(운전기사)

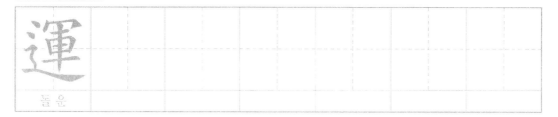

수컷 웅

隹 (새 추) 총 12획

雄大(웅대) 雄辯(웅변) 雄飛(웅비) 雄壯(웅장) 雄志(웅지)
雄辯家(웅변가)
群雄割據(군웅할거)

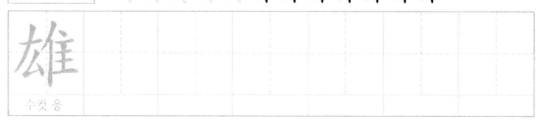

으뜸 원

儿 (어진사람 인) 총 4획

元金(원금) 元旦(원단) 元老(원로) 元首(원수) 元帳(원장) 元祖(원조)
元老院(원로원) 元利金(원리금)
元氣不足(원기부족)

原 근원 원
厂 (민엄 호) 총 10획

原價(원가) 原告(원고) 原料(원료) 原理(원리) 原油(원유) 原因(원인)
原稿料(원고료) 原動機(원동기) 原産地(원산지) 原住民(원주민)
原稿用紙(원고용지) 原狀回復(원상회복)

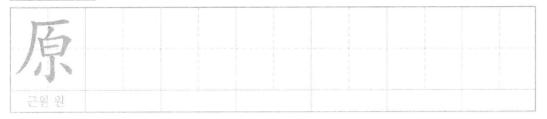

原

근원 원

院 집 원
阜 (언덕 부) 총 10획

院生(원생) 院長(원장)
院內外(원내외)
院內總務(원내총무)

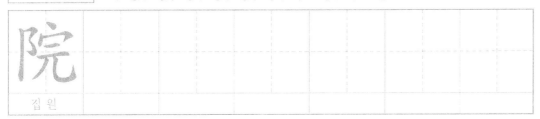

院

집 원

園 동산 원
口 (큰입 구) 총 13획

園兒(원아)
園頭幕(원두막) 園藝師(원예사)

園

동산 원

멀 원

辶(책받침) 총 14획

遠隔(원격) 遠大(원대) 遠視(원시) 遠因(원인)
遠距離(원거리) 遠近海(원근해) 遠心力(원심력) 遠征隊(원정대)
遠交近攻(원교근공) 遠洋漁業(원양어업) 遠征競技(원정경기)

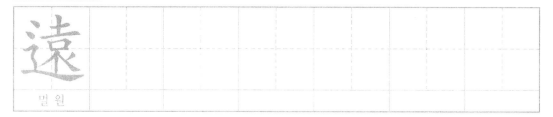

遠

멀 원

願

원할 원

頁(머리 혈) 총 19획

願望(원망) 願書(원서)
所願成就(소원성취)

願

원할 원

月

달 월

月(달 월) 총 4획

月刊(월간) 月間(월간) 月光(월광) 月給(월급) 月內(월내) 月出(월출)
月桂冠(월계관) 月桂樹(월계수) 月曜病(월요병)
月宮姮娥(월궁항아)

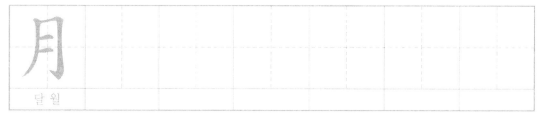

月

달 월

位 자리 위 人(사람 인) 총7획	位階(위계) 位相(위상) 位置(위치) 位牌(위패) 位土畓(위토답) 三位一體(삼위일체) 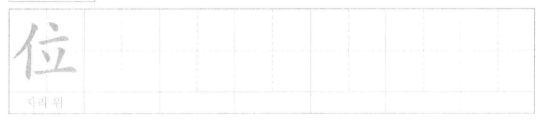

位						
자리 위						

偉 훌륭할 위 人(사람 인) 총11획	偉大(위대) 偉力(위력) 偉業(위업) 偉容(위용) 偉人傳(위인전) 

偉						
훌륭할 위						

由 말미암을 유 田(밭 전) 총 5획	由來(유래) 由緒(유서) 不自由(부자유) 歸責事由(귀책사유) 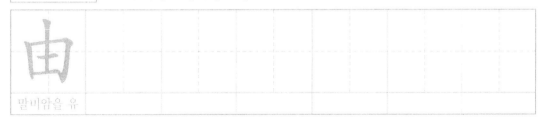

由						
말미암을 유						

有	有感(유감) 有能(유능) 有力(유력) 有利(유리) 有名(유명) 有意(유의)
있을 유	有權者(유권자) 有段者(유단자) 有夫女(유부녀) 有事時(유사시)
月(달 월) 총 6획	有口無言(유구무언) 有料道路(유료도로) 有名無實(유명무실)

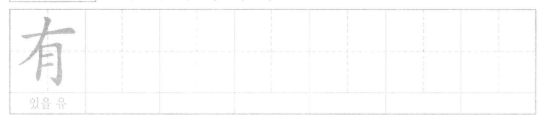

有							
있을 유							

油	油性(유성) 油田(유전) 油井(유정) 油脂(유지) 油畫(유화)
기름 유	油壓器(유압기) 油槽船(유조선) 油槽車(유조차)
水(물 수) 총 8획	油類波動(유류파동)

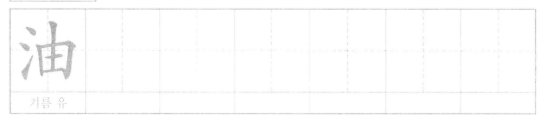

油							
기름 유							

育	育苗(육묘) 育林(육림) 育成(육성) 育兒(육아) 育種(육종)
기를 육	育林業(육림업)
肉(고기 육) 총 8획	育英事業(육영사업)

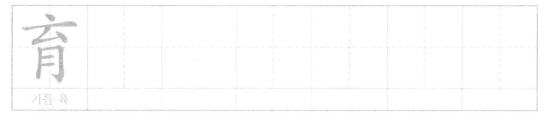

育							
기를 육							

銀 은 은
金(쇠 금) 총 14획

銀幕(은막) 銀髮(은발) 銀粉(은분) 銀賞(은상) 銀魚(은어) 銀行(은행)
銀粧刀(은장도) 銀河水(은하수) 銀行長(은행장)
市中銀行(시중은행)

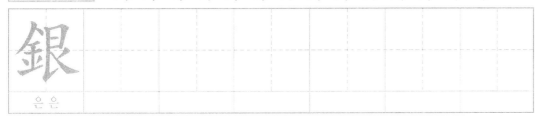

銀 은 은

音 소리 음
音(소리 음) 총 9획

音階(음계) 音讀(음독) 音色(음색) 音速(음속) 音樂(음악) 音響(음향)
輕音樂(경음악)
音聲多重(음성다중) 音聲信號(음성신호)

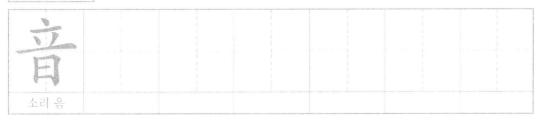

音 소리 음

飮 마실 음
食(밥 식) 총 13획

飮毒(음독) 飮福(음복) 飮食(음식) 飮酒(음주)
飮食店(음식점)
飮毒自殺(음독자살)

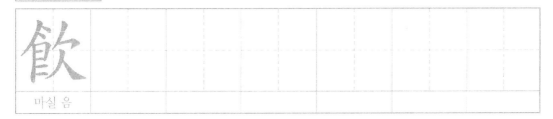

飮 마실 음

고을 읍

邑(고을 읍) 총 7획

邑內(읍내) 邑面(읍면) 邑民(읍민) 邑長(읍장)
市邑面(시읍면)

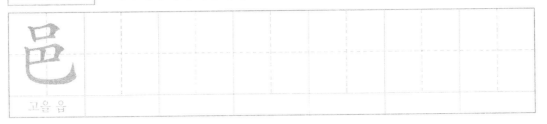

邑						
고을 읍						

옷 의

衣(옷 의) 총 6획

衣冠(의관) 衣類(의류) 衣服(의복) 衣裳(의상)
衣食住(의식주)
好衣好食(호의호식)

衣						
옷 의						

뜻 의

心(마음 심) 총 13획

意見(의견) 意圖(의도) 意外(의외) 意義(의의) 意中(의중) 意志(의지)
意識的(의식적)
意氣銷沈(의기소침) 意氣投合(의기투합) 意思表示(의사표시)

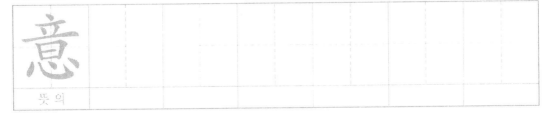

意						
뜻 의						

醫	醫務(의무) 醫師(의사) 醫書(의서) 醫藥(의약) 醫院(의원)
	醫療界(의료계) 醫藥品(의약품)
의원 의	醫科大學(의과대학) 醫藥分業(의약분업) 醫學博士(의학박사)
酉(닭 유) 총 18획	

醫							
의원 의							

二	二重(이중)
	二等兵(이등병) 二輪車(이륜차) 二毛作(이모작) 二重唱(이중창)
두 이	二律背反(이율배반) 二重生活(이중생활) 二八靑春(이팔청춘)
二(두 이) 총 2획	二 二

二							
두 이							

以	以內(이내) 以上(이상) 以外(이외) 以前(이전) 以下(이하) 以後(이후)
	以遠權(이원권)
써 이	以心傳心(이심전심) 以熱治熱(이열치열)
人(사람 인) 총 5획	

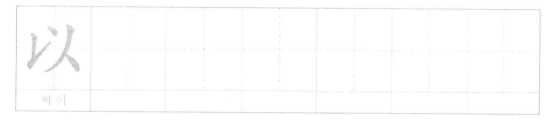

以							
써 이							

耳順(이순)
中耳炎(중이염)
耳目口鼻(이목구비)

귀 이
耳(귀 이) 총 6획

귀 이

人間(인간) 人工(인공) 人口(인구) 人氣(인기) 人道(인도) 人力(인력)
人間事(인간사) 人工林(인공림) 人文學(인문학) 人情味(인정미)
人間工學(인간공학) 人山人海(인산인해) 人身攻擊(인신공격)

사람 인
人(사람 인) 총 2획

사람 인

因習(인습) 因緣(인연) 因子(인자)
主原因(주원인)
因果關係(인과관계) 因果應報(인과응보) 因數分解(인수분해)

인할 인
口(큰입 구) 총 6획

인할 인

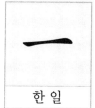

一家(일가) 一同(일동) 一面(일면) 一方(일방) 一生(일생) 一行(일행)
一家見(일가견) 一段落(일단락) 一代記(일대기) 一平生(일평생)
一口二言(일구이언) 一問一答(일문일답) 一瀉千里(일사천리)

한 일

一(한 일) 총 1획 一

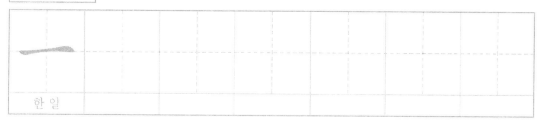

한 일

日記(일기) 日氣(일기) 日沒(일몰) 日出(일출)
日光浴(일광욕) 日較差(일교차) 日記帳(일기장) 日用品(일용품)
日光消毒(일광소독) 日氣豫報(일기예보) 日就月將(일취월장)

날 일

日(날 일) 총 4획   日

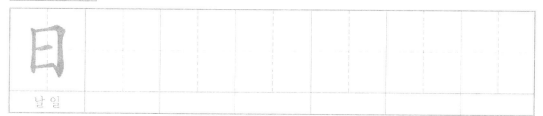

날 일

任官(임관) 任命(임명) 任務(임무) 任用(임용) 任員(임원) 任地(임지)
任免權(임면권) 任職員(임직원)
任意團體(임의단체) 任意同行(임의동행)

맡길 임

人(사람 인) 총 6획   任任任任任

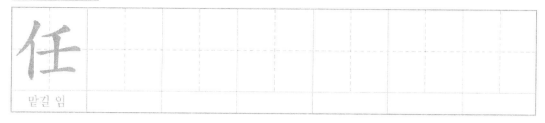

맡길 임

 들 입 入(들 입) 총 2획	入校(입교) 入口(입구) 入國(입국) 入金(입금) 入山(입산) 入場(입장) 入場券(입장권) 入出金(입출금) 入學金(입학금) 入學生(입학생) 入國查證(입국사증) 入札公告(입찰공고) 入學願書(입학원서)

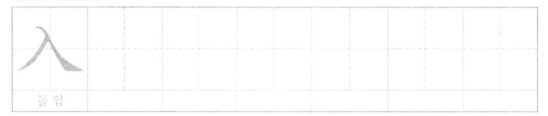

子 **아들 자** 子(아들 자) 총 3획	子女(자녀) 子息(자식) 子正(자정) 子弟(자제) 子午線(자오선) 子子孫孫(자자손손)

自 **스스로 자** 自(스스로 자) 총 6획	自國(자국) 自動(자동) 自立(자립) 自白(자백) 自生(자생) 自重(자중) 自國民(자국민) 自動門(자동문) 自然林(자연림) 自然生(자연생) 自問自答(자문자답) 自生植物(자생식물) 自然科學(자연과학)

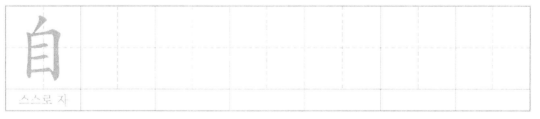

字幕(자막) 字母(자모) 字數(자수) 字源(자원) 字典(자전) 字解(자해)
金文字(금문자)
教育漢字(교육한자)

字
글자 자
子(아들 자) 총 6획

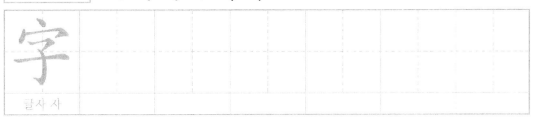

强者(강자)
老弱者(노약자)
弱者先手(약자선수)

者
사람 자
老(늙을 로) 총 9획

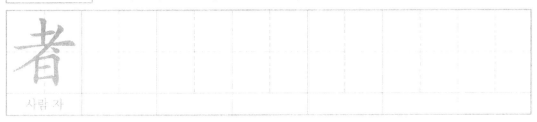

作家(작가) 作曲(작곡) 作動(작동) 作名(작명) 作成(작성) 作用(작용)
作爲的(작위적)
作心三日(작심삼일)

作
지을 작
人(사람 인) 총 7획

昨
어제 작
日(날 일) 총 9획

昨今(작금) 昨年(작년) 昨日(작일)
再昨年(재작년)

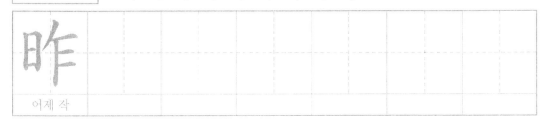

昨
어제 작

長
길 장
長(길 장) 총 8획

長考(장고) 長男(장남) 長女(장녀) 長老(장로) 長文(장문) 長身(장신)
長廣舌(장광설) 長蛇陳(장사진) 長時間(장시간) 長恨夢(장한몽)
長生不死(장생불사) 長幼有序(장유유서)

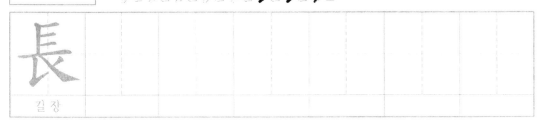

長
길 장

章
글 장
立(설 립) 총 11획

圖章(도장)
奎章閣(규장각)
建國勳章(건국훈장)

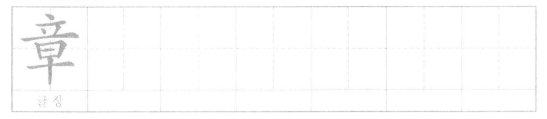

章
글 장

場面(장면) 場所(장소) 場外(장외)
場內外(장내외) 場打令(장타령)
場外去來(장외거래)

마당 장

土(흙 토) 총 12획

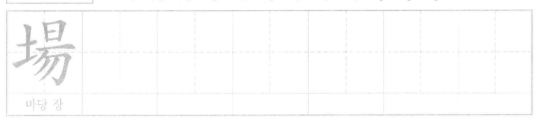

才氣(재기) 才能(재능) 才童(재동) 才弄(재롱) 才色(재색) 才致(재치)
多才多能(다재다능)

재주 재

手(손 수) 총 3획

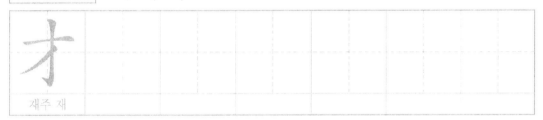

再建(재건) 再考(재고) 再拜(재배) 再生(재생) 再選(재선) 再請(재청)
再開發(재개발) 再發見(재발견) 再活用(재활용)
再起不能(재기불능) 再三再四(재삼재사)

두번 재

冂(멀 경) 총 6획

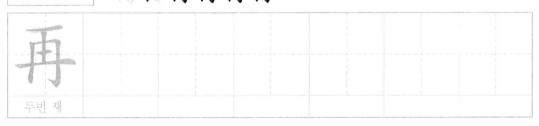

在	在京(재경) 在來(재래) 在民(재민) 在野(재야) 在外(재외) 在學(재학)
	在所者(재소자)
있을 재	人命在天(인명재천)
土(흙 토) 총 6획	

在	
있을 재	

材	材料(재료) 材木(재목) 材質(재질)
	建材商(건재상)
재목 재	適材適所(적재적소)
木(나무 목) 총 7획	

재목 재	

災	災難(재난) 災殃(재앙) 災害(재해) 災禍(재화)
	罹災民(이재민)
재앙 재	天災地變(천재지변)
火(불 화) 총 7획	

災	
재앙 재	

財

재물 재

貝(조개 패) 총 10획

財界(재계) 財團(재단) 財力(재력) 財物(재물) 財閥(재벌) 財産(재산)
財務官(재무관)
財形貯蓄(재형저축)

財

재물 재

爭

다툴 쟁

爪(손톱 조) 총 8획

爭議(쟁의) 爭點(쟁점) 爭取(쟁취) 爭奪(쟁탈) 爭覇(쟁패)
出血競爭(출혈경쟁)

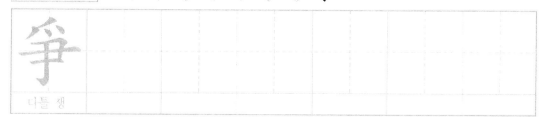

爭

다툴 쟁

貯

쌓을 저

貝(조개 패) 총 12획

貯金(저금) 貯藏(저장) 貯蓄(저축) 貯炭(저탄)
貯水池(저수지) 貯油庫(저유고)
貯藏物質(저장물질)

貯

쌓을 저

붉을 적

赤(붉을 적) 총 7획

赤旗(적기) 赤道(적도) 赤色(적색) 赤字(적자) 赤潮(적조) 赤化(적화)
赤裸裸(적나라) 赤信號(적신호) 赤外線(적외선) 赤血球(적혈구)
赤手空拳(적수공권)

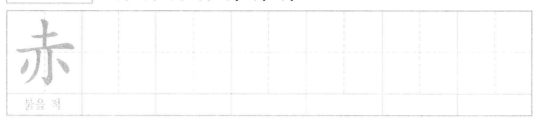

赤

붉을 적

과녁 적

白(흰 백) 총 8획

的中(적중)
的中率(적중률)
天文學的(천문학적)

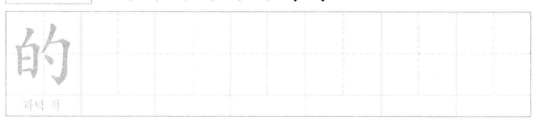

的

과녁 적

全

온전할 전

入(들 입) 총 6획

全景(전경) 全國(전국) 全擔(전담) 全線(전선) 全集(전집) 全波(전파)
全面的(전면적) 全世界(전세계) 全天候(전천후)
全人教育(전인교육) 全知全能(전지전능)

全

온전할 전

典

법 전

八(여덟 팔) 총 8획

典籍(전적) 典型(전형)
典當鋪(전당포)
百科事典(백과사전)

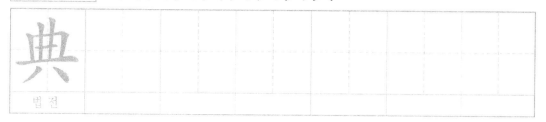

典

법 전

前

앞 전

刀(칼 도) 총 9획

前科(전과) 前略(전략) 前例(전례) 前面(전면) 前述(전술) 前轍(전철)
前渡金(전도금) 前夜祭(전야제) 前奏曲(전주곡) 前哨戰(전초전)

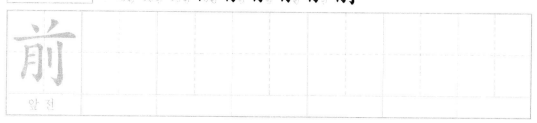

前

앞 전

展

펼 전

尸(주검 시) 총 10획

展開(전개) 展示(전시)
展覽會(전람회) 展望臺(전망대) 展示會(전시회)
展示效果(전시효과)

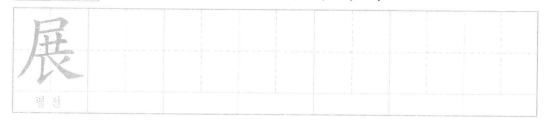

展

펼 전

141

傳記(전기) 傳達(전달) 傳說(전설) 傳乘(전승) 傳播(전파) 傳票(전표)
傳道師(전도사) 傳染病(전염병)
父傳子傳(부전자전)

전할 전

人(사람 인) 총 13획

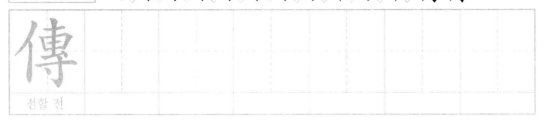

傳

전할 전

電工(전공) 電氣(전기) 電力(전력) 電子(전자) 電車(전차) 電話(전화)
電氣工(전기공) 電氣學(전기학) 電動車(전동차) 電話機(전화기)
電光石火(전광석화) 電氣工學(전기공학) 電子娛樂(전자오락)

번개 전

雨(비 우) 총 13획

電

번개 전

戰功(전공) 戰果(전과) 戰力(전력) 戰線(전선) 戰術(전술) 戰爭(전쟁)
戰利品(전리품) 戰傷者(전상자) 戰鬪機(전투기) 戰爆機(전폭기)
戰時體制(전시체제) 戰戰兢兢(전전긍긍) 戰鬪警察(전투경찰)

싸울 전

戈(창 과) 총 16획

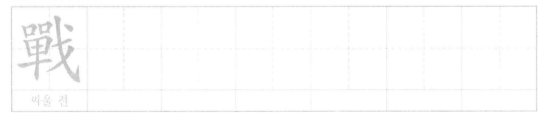

戰

싸울 전

切

끊을 절

刀(칼 도) 총 4획

切感(절감) 切開(절개) 切斷(절단) 切上(절상) 切實(절실) 切親(절친)
切迫感(절박감)
切磋琢磨(절차탁마) 切齒腐心(절치부심)

一 七刀 七刀 切

切

끊을 절

節

마디 절

竹(대 죽) 총 15획

節減(절감) 節氣(절기) 節米(절미) 節水(절수) 節約(절약) 節電(절전)
季節風(계절풍)
句句節節(구구절절)

節 節 節 節 節 節 節 節 節 節 節 節 節 節 節

節

마디 절

店

가게 점

广(엄 호) 총 8획

店房(점방) 店員(점원) 店鋪(점포)
飮食店(음식점)
開店休業(개점휴업)

店 店 广 庁 店 店 店 店

店

가게 점

正道(정도) 正面(정면) 正門(정문) 正午(정오) 正月(정월) 正字(정자)
正教會(정교회) 正規軍(정규군) 正當化(정당화) 正反對(정반대)
正當防衛(정당방위) 正面攻擊(정면공격) 正正堂堂(정정당당)

바를 정

止(그칠 지) 총 5획

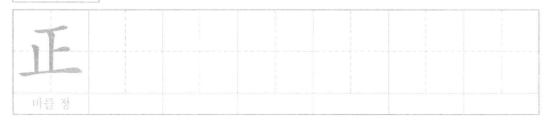

正

바를 정

定價(정가) 定刻(정각) 定道(정도) 定理(정리) 定石(정석) 定着(정착)
定員制(정원제) 定足數(정족수) 定着村(정착촌) 定置網(정치망)
定期國會(정기국회) 定期預金(정기예금) 定期總會(정기총회)

정할 정

宀(갓머리) 총 8획

定

정할 정

庭球(정구) 庭園(정원)
家庭的(가정적)
家庭教育(가정교육)

뜰 정

广(엄 호) 총 10획

庭

뜰 정

情感(정감) 情談(정담) 情緒(정서) 情熱(정열) 情趣(정취) 情況(정황)
情報網(정보망)
情報機關(정보기관) 情狀參酌(정상참작)

뜻 정

心(마음 심) 총 11획

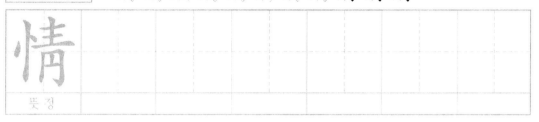

情

뜻 정

停刊(정간) 停年(정년) 停電(정전) 停止(정지) 停職(정직) 停車(정차)
停車場(정거장) 停留場(정류장)
停戰協定(정전협정)

머무를 정

人(사람 인) 총 11획

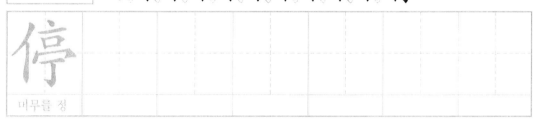

停

머무를 정

弟嫂(제수) 弟氏(제씨) 弟子(제자)
兄弟間(형제간)
父母兄弟(부모형제)

아우 제

弓(활 궁) 총 7획

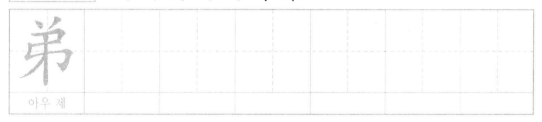

弟

아우 제

第	第一(제일) 第次(제차) 第三國(제삼국) 第三者(제삼자) 第一線(제일선) 第三世界(제삼세계) 第三勢力(제삼세력)
차례 제	
竹(대 죽) 총 11획	

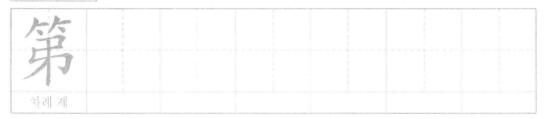

第							
차례 제							

題	題名(제명) 題目(제목) 題詩(제시) 題言(제언) 題字(제자) 題號(제호) 小題目(소제목)
제목 제	
頁(머리 혈) 총 18획	

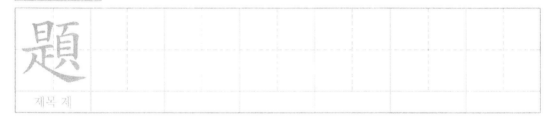

題							
제목 제							

祖	祖國(조국) 祖母(조모) 祖父(조부) 祖上(조상) 祖父母(조부모)
조상 조	
示(보일 시) 총 10획	

祖							
조상 조							

朝

아침 조

月(달 월) 총 12획

朝刊(조간) 朝禮(조례) 朝服(조복) 朝鮮(조선) 朝野(조야) 朝會(조회)
朝令暮改(조령모개) 朝聞夕死(조문석사) 朝三暮四(조삼모사)

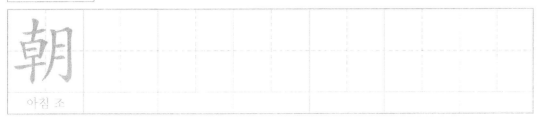

朝

아침 조

調

고를 조

言(말씀 언) 총 15획

調律(조율) 調理(조리) 調印(조인) 調節(조절) 調製(조제) 調和(조화)
調達廳(조달청) 調理臺(조리대) 調味料(조미료) 調査團(조사단)
國政調査(국정조사)

調

고를 조

操

잡을 조

手(손 수) 총 16획

操心(조심) 操業(조업) 操作(조작)
操心性(조심성) 操縱士(조종사) 操舵手(조타수)
操業短縮(조업단축)

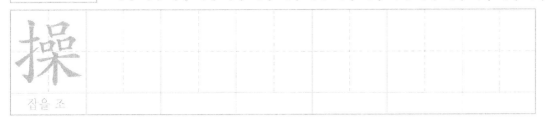

操

잡을 조

足跡(족적)
手不足(수부족)
鳥足之血(조족지혈)

발 족

足(발 족) 총 7획

族閥(족벌) 族譜(족보) 族屬(족속) 族長(족장)
大家族(대가족)
家族計劃(가족계획)

겨레 족

方(모 방) 총 11획

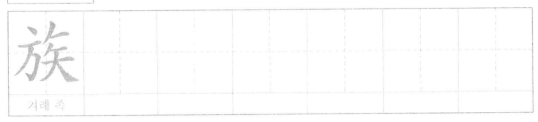

卒倒(졸도) 卒兵(졸병)
卒業生(졸업생) 卒業狀(졸업장)
烏合之卒(오합지졸)

군사 졸

十(열 십) 총 8획

終

마칠 종

糸(실 사) 총 11획

終講(종강) 終決(종결) 終禮(종례) 終身(종신) 終日(종일) 終點(종점)
終末論(종말론) 終身刑(종신형) 終止符(종지부) 終着驛(종착역)
終務消息(종무소식) 終生免疫(종생면역)

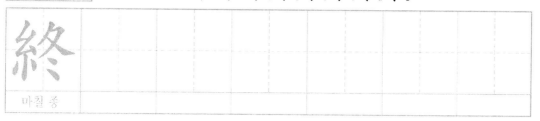

終

마칠 종

種

씨 종

禾(벼 화) 총 14획

種類(종류) 種目(종목) 種苗(종묘) 種別(종별) 種子(종자) 種族(종족)
改良種(개량종)
種族保存(종족보존)

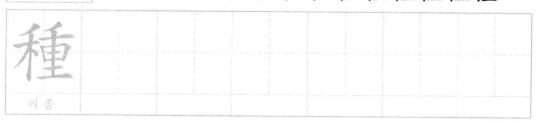

種

씨 종

左

왼 좌

工(장인 공) 총 5획

左傾(좌경) 左相(좌상) 左腕(좌완) 左右(좌우) 左遷(좌천)
左右間(좌우간) 左右翼(좌우익) 左翼手(좌익수) 左中間(좌중간)
左之右之(좌지우지) 左衝右突(좌충우돌) 左側通行(좌측통행)

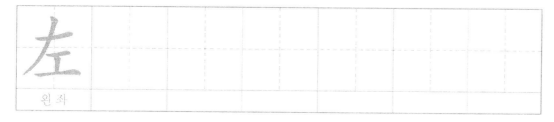

左

왼 좌

罪

허물 죄

罒(그물 망) 총 13획

罪名(죄명) 罪目(죄목) 罪悚(죄송) 罪囚(죄수) 罪惡(죄악) 罪人(죄인)
罪惡視(죄악시)
完全犯罪(완전범죄)

罪

허물 죄

主

주인 주

丶(점 주) 총 5획

主動(주동) 主力(주력) 主文(주문) 主犯(주범) 主食(주식) 主人(주인)
主權者(주권자) 主導權(주도권) 主人公(주인공) 主特技(주특기)
主客顚倒(주객전도) 主祈禱文(주기도문) 主日禮拜(주일예배)

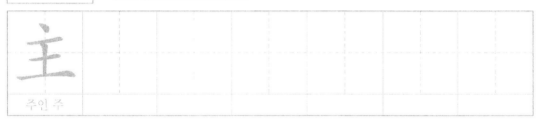

主

주인 주

州

고을 주

巛(개미허리) 총 6획

州郡(주군) 州牧(주목)
濟州道(제주도)

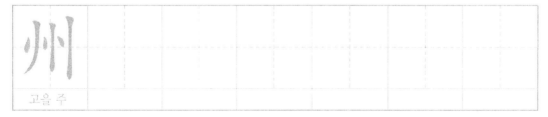

州

고을 주

住	住居(주거) 住民(주민) 住所(주소) 住持(주지)
살 주	住宅難(주택난)
人(사람 인) 총 7획	住民登錄(주민등록) 住所不定(주소부정) 住宅團地(주택단지)

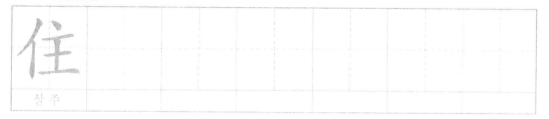

住
살 주

注	注目(주목) 注文(주문) 注射(주사) 注意(주의) 注入(주입)
물댈 주	注油所(주유소) 注入式(주입식)
水(물 수) 총 8획	注文生産(주문생산)

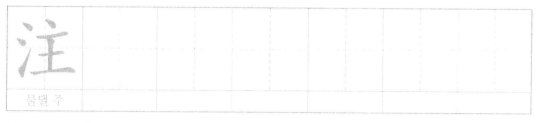

注
물댈 주

晝	晝間(주간) 晝食(주식) 晝夜(주야)
낮 주	晝耕夜讀(주경야독) 晝夜長川(주야장천)
日(날 일) 총 11획	

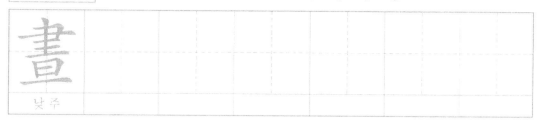

晝
낮 주

돌 주

辶(책받침) 총 12획

週刊(주간) 週期(주기) 週年(주년) 週末(주말) 週番(주번) 週日(주일)
週番士官(주번사관)

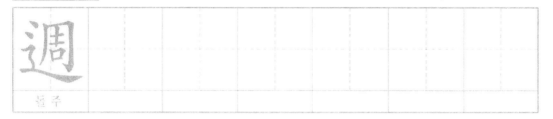

週

돌 주

가운데 중

(뚫을 곤) 총 4획

中間(중간) 中國(중국) 中道(중도) 中立(중립) 中食(중식) 中心(중심)
中高生(중고생) 中古品(중고품) 中立國(중립국) 中學校(중학교)
中間路線(중간노선) 中繼放送(중계방송) 中小企業(중소기업)

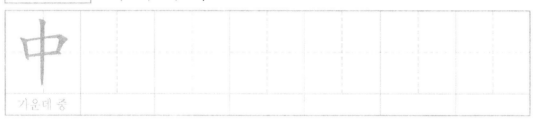

中

가운데 중

무거울 중

里(마을 리) 총 9획

重大(중대) 重力(중력) 重罰(중벌) 重病(중병) 重點(중점) 重態(중태)
重工業(중공업) 重金屬(중금속) 重大事(중대사) 重千金(중천금)
重農主義(중농주의) 重言復言(중언부언)

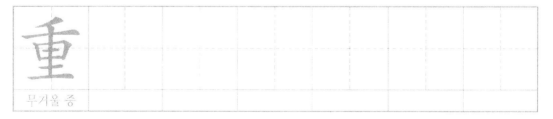

重

무거울 중

止

그칠 지

止(그칠 지) 총 4획

止揚(지양)
止熱劑(지열제) 止血劑(지혈제)
禁止區域(금지구역)

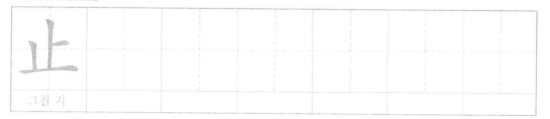

止

그칠 지

地

땅 지

土(흙 토) 총 6획

地圖(지도) 地面(지면) 地名(지명) 地方(지방) 地上(지상) 地下(지하)
地方色(지방색) 地上軍(지상군) 地下道(지하도) 地下水(지하수)
地上觀測(지상관측) 地上天國(지상천국) 地位高下(지위고하)

地

땅 지

知

알 지

矢(화살 시) 총 8획

知覺(지각) 知己(지기) 知面(지면) 知性(지성) 知人(지인)
知能犯(지능범) 知性人(지성인) 知識人(지식인)
知能檢查(지능검사) 知行合一(지행합일)

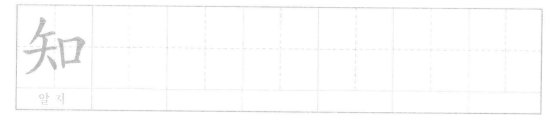

知

알 지

153

紙

종이 지

糸(실 사) 총 10획

紙匣(지갑) 紙面(지면) 紙墨(지묵) 紙錢(지전) 紙質(지질) 紙幣(지폐)
紙物鋪(지물포) 紙雨傘(지우산) 紙粘土(지점토)
紙筆硯墨(지필연묵)

紙

종이 지

識

기록할 지

言(말씀 언) 총 19획

標識(표지)
標識燈(표지등)

識

기록할 지

直

곧을 직

目(눈 목) 총 8획

直角(직각) 直感(직감) 直面(직면) 直線(직선) 直前(직전) 直後(직후)
直去來(직거래) 直選制(직선제) 直輸入(직수입) 直輸出(직수출)
直系尊屬(직계존속) 直四角形(직사각형) 直接選擧(직접선거)

一 一 ナ 古 古 有 直 直

直

곧을 직

質

바탕 질

貝(조개 패) 총 15획

質權(질권) 質量(질량) 質問(질문) 質朴(질박) 質疑(질의)
多血質(다혈질)
體質改善(체질개선)

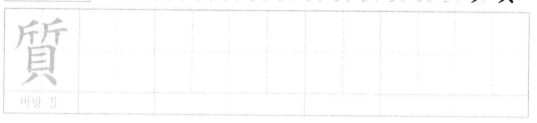

質

바탕 질

集

모을 집

隹(새 추) 총 12획

集結(집결) 集計(집계) 集約(집약) 集中(집중) 集合(집합) 集會(집회)
集大成(집대성) 集散地(집산지) 集荷場(집하장) 集賢殿(집현전)
集團農場(집단농장) 集中攻擊(집중공격)

모을 집

車

수레 차

車(수레 거) 총 7획

車庫(차고) 車內(차내) 車道(차도) 車線(차선) 車主(차주) 車便(차편)
車幅燈(차폭등)
途中下車(도중하차)

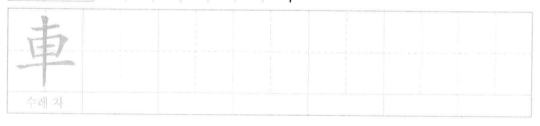

車

수레 차

着

붙을 착

羊(양 양) 총 12획

着劍(착검) 着陸(착륙) 着服(착복) 着色(착색) 着用(착용) 着地(착지)
着手金(착수금)

着						
붙을 착						

參

참여할 참

厶(마늘 모) 총 11획

參加(참가) 參見(참견) 參拜(참배) 參席(참석) 參與(참여) 參照(참조)
參考書(참고서) 參觀人(참관인) 參戰國(참전국)
參謀總長(참모총장)

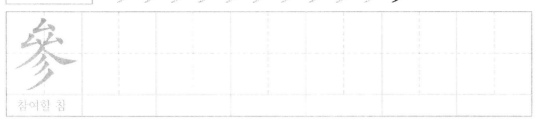

參						
참여할 참						

唱

노래 창

口(입 구) 총 11획

唱歌(창가) 唱劇(창극) 唱法(창법)
唱劇調(창극조)
夫唱婦隨(부창부수)

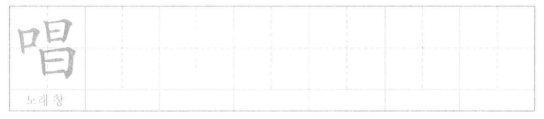

唱						
노래 창						

窓

창문 창

穴(구멍 혈) 총 11획

窓口(창구) 窓門(창문) 窓戶(창호)
琉璃窓(유리창)

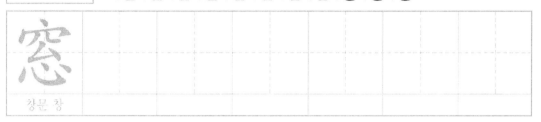

窓

창문 창

責

꾸짖을 책

貝(조개 패) 총 11획

責望(책망) 責務(책무) 責任(책임)
責任感(책임감) 責任者(책임자)
歸責事由(귀책사유)

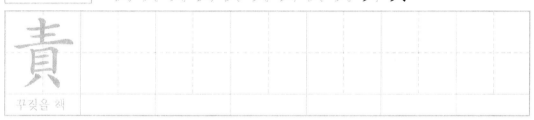

責

꾸짖을 책

川

내 천

≪(개미허리) 총 3획

川邊(천변)
山川魚(산천어)
名山大川(명산대천)

川 川 川

川

내 천

千 일천 천 十(열 십) 총 3획	千古(천고) 千年(천년) 千里(천리) 千字文(천자문) 千萬番(천만번) 千萬多幸(천만다행) 千辛萬苦(천신만고) 千差萬別(천차만별)

千 千 千

千						
일천 천						

天 하늘 천 大(큰 대) 총 4획	天國(천국) 天氣(천기) 天生(천생) 天心(천심) 天地(천지) 天下(천하) 天道敎(천도교) 天文學(천문학) 天然林(천연림) 天然物(천연물) 天上天下(천상천하) 天下一色(천하일색)

天 天 天 天

天						
하늘 천						

鐵 쇠 철 金(쇠 금) 총 21획	鐵甲(철갑) 鐵鋼(철강) 鐵骨(철골) 鐵橋(철교) 鐵道(철도) 鐵棒(철봉) 鐵甲船(철갑선) 鐵鑛石(철광석) 鐵道廳(철도청) 鐵面皮(철면피) 寸鐵殺人(촌철살인)

鐵						
쇠 철						

青 푸를 청

青(푸를 청) 총 8획

青果(청과) 青旗(청기) 青年(청년) 青色(청색) 青春(청춘) 青雲(청운)
青年會(청년회) 青銅器(청동기) 青白色(청백색) 青少年(청소년)
青丘永言(청구영언) 青山流水(청산유수) 青天霹靂(청천벽력)

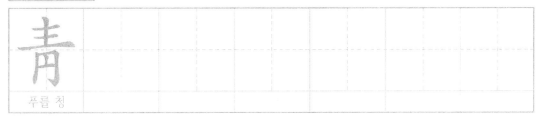

青
푸를 청

清 맑을 청

水(물 수) 총 11획

清潔(청결) 清溪(청계) 清明(청명) 清貧(청빈) 清算(청산) 清朝(청조)
清凉劑(청량제) 清白吏(청백리) 清掃車(청소차) 清心丸(청심환)
清淨栽培(청정재배) 清風明月(청풍명월)

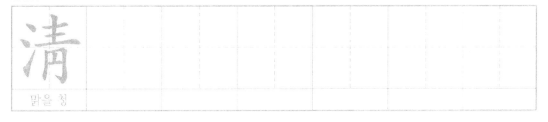

清
맑을 청

體 몸 체

骨(뼈 골) 총 23획

體格(체격) 體級(체급) 體力(체력) 體面(체면) 體育(체육) 體重(체중)
體育會(체육회)
體感溫度(체감온도) 體質改善(체질개선)

體體體體體體體體體體體體體體體

體
몸 체

初	初期(초기) 初面(초면) 初步(초보) 初選(초선) 初旬(초순) 初行(초행) 初年兵(초년병) 初心者(초심자) 初年苦生(초년고생) 初動搜査(초동수사) 初志一貫(초지일관)
처음 초	
刀(칼 도) 총 7획	

草	草家(초가) 草幕(초막) 草木(초목) 草食(초식) 草野(초야) 草地(초지) 草笠童(초립동) 草家三間(초가삼간) 草綠同色(초록동색) 草食動物(초식동물)
풀 초	
艸(풀 초) 총 10획	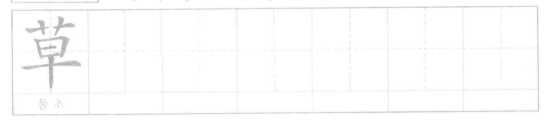

寸	寸刻(촌각) 寸劇(촌극) 寸數(촌수) 寸陰(촌음) 寸志(촌지) 寸評(촌평) 外三寸(외삼촌) 寸鐵殺人(촌철살인)
마디 촌	
寸(마디 촌) 총 3획	

村

마을 촌

木(나무 목) 총 7획

村落(촌락) 村老(촌로) 村長(촌장)
定着村(정착촌)

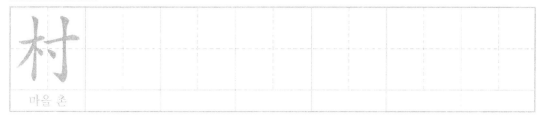

村

마을 촌

最

가장 최

日(가로 왈) 총 12획

最高(최고) 最多(최다) 最善(최선) 最新(최신) 最惡(최악) 最終(최종)
最大限(최대한) 最高峰(최고봉) 最小限(최소한) 最新式(최신식)
最大壓力(최대압력) 最後發惡(최후발악) 最後手段(최후수단)

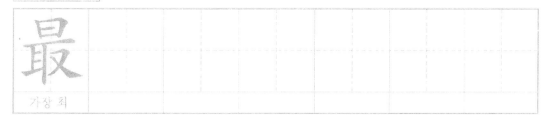

最

가장 최

秋

가을 추

禾(벼 화) 총 9획

秋季(추계) 秋穀(추곡) 秋霜(추상) 秋夕(추석) 秋收(추수) 秋毫(추호)
秋史體(추사체)
秋風落葉(추풍낙엽) 秋享大祭(추향대제)

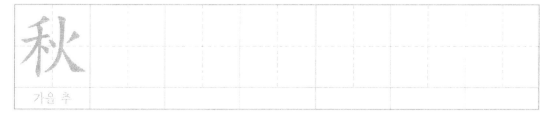

秋

가을 추

빌 축

示(보일 시) 총 10획

祝歌(축가) 祝杯(축배) 祝福(축복) 祝辭(축사) 祝砲(축포) 祝賀(축하)
祝賀宴(축하연)

봄 춘

日(날 일) 총 9획

春季(춘계) 春困(춘곤) 春夢(춘몽) 春秋(춘추) 春風(춘풍)
春窮期(춘궁기) 春府丈(춘부장) 春三月(춘삼월) 春秋服(춘추복)
春秋戰國(춘추전국) 春秋筆法(춘추필법) 春夏秋冬(춘하추동)

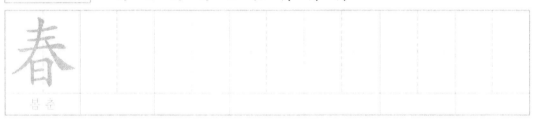

날 출

凵(위터진입 구) 총 5획

出家(출가) 出金(출금) 出動(출동) 出力(출력) 出生(출생) 出世(출세)
出發線(출발선) 出生地(출생지) 出入口(출입구) 出入金(출입금)
出嫁外人(출가외인) 出生申告(출생신고) 出血競爭(출혈경쟁)

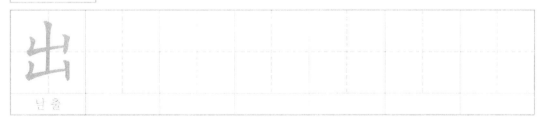

充 가득할 충 儿 (어진사람 인) 총 6획	充當(충당) 充滿(충만) 充分(충분) 充實(충실) 充電(충전) 充足(충족) 不充分(불충분) 充員指示(충원지시)

充 가득할 충	

致 보낼 치 至 (이를 지) 총 10획	致富(치부) 致辭(치사) 致誠(치성) 致賀(치하) 致命傷(치명상) 致命打(치명타) 致死量(치사량) 一致團結(일치단결)

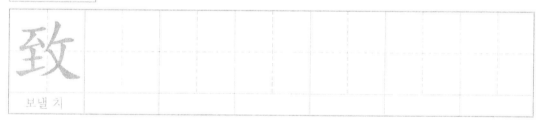

致 보낼 치	

則 법칙 칙 刀 (칼 도) 총 9획	校則(교칙) 不規則(불규칙)

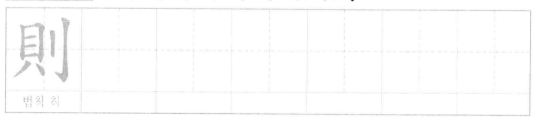

則 법칙 칙	

親	親家(친가) 親交(친교) 親舊(친구) 親近(친근) 親分(친분) 親族(친족)
	親父母(친부모) 親兄弟(친형제) 親和力(친화력)
친할 친	一家親戚(일가친척)
見(볼 견) 총 16획	

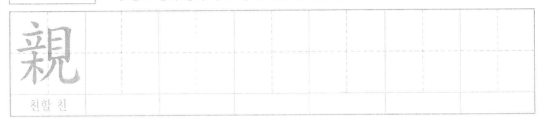

親	
친할 친	

七	七寶(칠보) 七夕(칠석) 七旬(칠순) 七月(칠월)
	七面鳥(칠면조) 七分搗(칠분도)
일곱 칠	七去之惡(칠거지악) 七顚八起(칠전팔기) 七縱七擒(칠종칠금)
一(한 일) 총 2획	

七	
일곱 칠	

打	打力(타력) 打令(타령) 打席(타석) 打者(타자) 打鐘(타종) 打破(타파)
	打撲傷(타박상) 打樂器(타악기)
칠 타	利害打算(이해타산)
手(손 수) 총 5획	

打	
칠 타	

다를 타

人(사람 인) 총 5획

他界(타계) 他校(타교) 他國(타국) 他意(타의) 他人(타인) 他鄉(타향)
他方面(타방면) 他製品(타제품)
他山之石(타산지석)

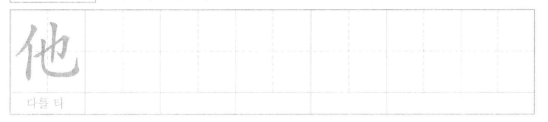

他

다를 타

높을 탁

十(열 십) 총 8획

卓見(탁견) 卓球(탁구) 卓越(탁월) 卓子(탁자)
卓球臺(탁구대)
卓上空論(탁상공론)

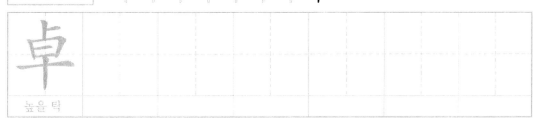

卓

높을 탁

炭

숯 탄

火(불 화) 총 9획

炭鑛(탄광) 炭脈(탄맥) 炭素(탄소) 炭座(탄좌) 炭車(탄차) 炭層(탄층)
炭鑛村(탄광촌) 炭疽病(탄저병)
炭化水素(탄화수소)

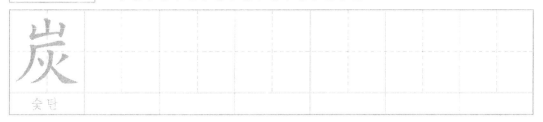

炭

숯 탄

太古(태고) 太空(태공) 太半(태반) 太祖(태조) 太初(태초) 太后(태후)
太極旗(태극기) 太不足(태부족) 太平洋(태평양)
太陽電池(태양전지) 太平聖代(태평성대)

클 태

大(큰 대) 총 4획

太

클 태

宅地(택지)
住宅難(주택난)
住宅團地(주택단지)

집 택

宀(갓머리) 총 6획

宅

집 택

土工(토공) 土臺(토대) 土石(토석) 土俗(토속) 土地(토지) 土鐘(토종)
土産品(토산품) 土着化(토착화)
土木工事(토목공사) 土亭秘訣(토정비결) 土地改革(토지개혁)

흙 토

土(흙 토) 총 3획

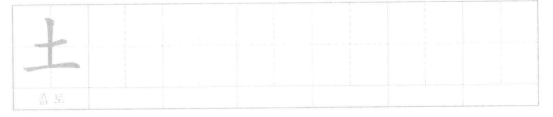

土

흙 토

通 통할 통

辶(책받침) 총 11획

通告(통고) 通過(통과) 通路(통로) 通算(통산) 通風(통풍) 通學(통학)
通事情(통사정) 通姓名(통성명) 通知表(통지표) 通風口(통풍구)
通商協定(통상협정) 通信衛星(통신위성) 通貨改革(통화개혁)

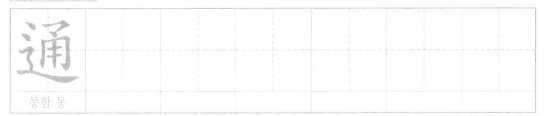

通

통할 통

特 특별할 특

牛(소 우) 총 10획

特講(특강) 特勤(특근) 特報(특보) 特選(특선) 特徵(특징) 特出(특출)
特攻隊(특공대) 特權層(특권층) 特別市(특별시) 特産物(특산물)
特用作物(특용작물) 特種記事(특종기사) 特許出願(특허출원)

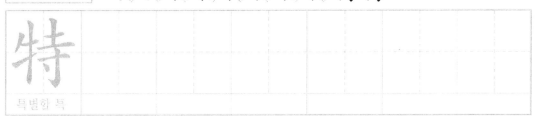

特

특별할 특

板 널조각 판

木(나무 목) 총 8획

板刻(판각) 板本(판본) 板子(판자) 板紙(판지)
板琉璃(판유리)

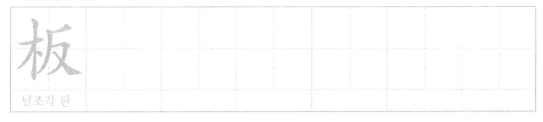

板

널조각 판

167

八

여덟 팔

八(여덟 팔) 총 2획

八景(팔경) 八穀(팔곡) 八卦(팔괘) 八旬(팔순) 八字(팔자)
八角亭(팔각정) 八等身(팔등신) 八面體(팔면체)
八道江山(팔도강산) 八方美人(팔방미인) 八字打令(팔자타령)

八 八

八

여덟 팔

敗

패할 패

攵(등글월 문) 총 11획

敗亡(패망) 敗北(패배) 敗色(패색) 敗訴(패소) 敗者(패자) 敗走(패주)
敗血症(패혈증)
敗家亡身(패가망신) 敗將無言(패장무언) 敗戰鬪手(패전투수)

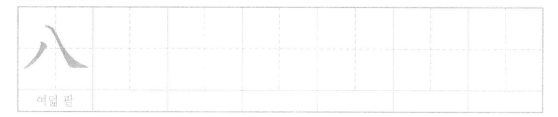

敗

패할 패

便

편할 편

人(사람 인) 총 9획

便覽(편람) 便利(편리) 便法(편법) 便乘(편승) 便安(편안) 便紙(편지)
便紙紙(편지지)
郵便番號(우편번호)

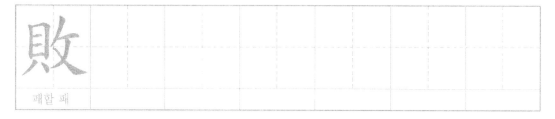

便

편할 편

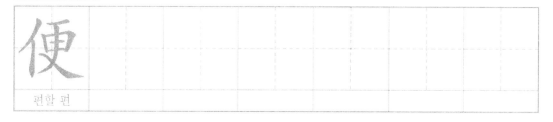

평평할 평

干(방패 간) 총 5획

平年(평년) 平面(평면) 平民(평민) 平生(평생) 平日(평일) 平地(평지)
平年作(평년작) 平常時(평상시) 平準化(평준화) 平行線(평행선)
平價切上(평가절상) 平地風波(평지풍파) 平生教育(평생교육)

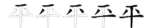

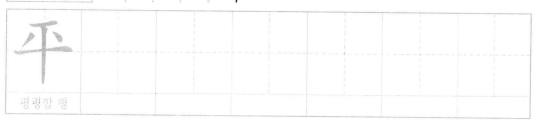

겉 표

衣(옷 의) 총 8획

表決(표결) 表明(표명) 表示(표시) 表紙(표지) 表出(표출) 表現(표현)
表記法(표기법) 表面化(표면화)
表裏不同(표리부동) 表面張力(표면장력)

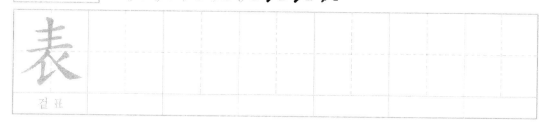

물건 품

口(입 구) 총 9획

品貴(품귀) 品目(품목) 品位(품위) 品切(품절) 品質(품질) 品行(품행)
品評會(품평회)
品質管理(품질관리)

風

바람 풍

風(바람 풍) 총 9획

風力(풍력) 風聞(풍문) 風物(풍물) 風速(풍속) 風樂(풍악) 風車(풍차)
風俗圖(풍속도) 風水害(풍수해) 風雲兒(풍운아) 風土病(풍토병)
風水地理(풍수지리) 風前燈火(풍전등화) 風化作用(풍화작용)

風

바람 풍

必

반드시 필

心(마음 심) 총 5획

必讀(필독) 必殺(필살) 必修(필수) 必勝(필승) 必然(필연) 必着(필착)
必死的(필사적) 必需品(필수품) 必要惡(필요악)
必須科目(필수과목)

必

반드시 필

筆

붓 필

竹(대 죽) 총 12획

筆頭(필두) 筆力(필력) 筆名(필명) 筆法(필법) 筆順(필순) 筆體(필체)
筆記具(필기구) 筆記體(필기체)
筆記試驗(필기시험)

筆

붓 필

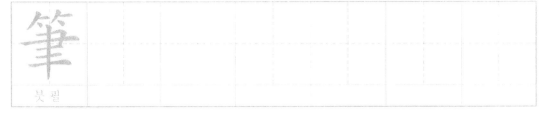

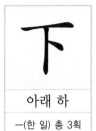

下
아래 하
一(한 일) 총 3획

下女(하녀) 下命(하명) 下山(하산) 下手(하수) 下午(하오) 下人(하인)
下級生(하급생) 下半身(하반신) 下水道(하수도) 下手人(하수인)
下等動物(하등동물) 下石上臺(하석상대) 下厚上薄(하후상박)

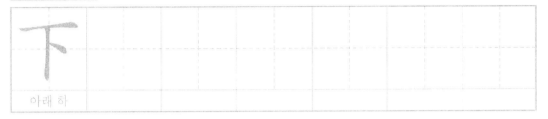

下
아래 하

河
물 하
水(물 수) 총 8획

河口(하구) 河馬(하마) 河川(하천)
銀河水(은하수)
河海之澤(하해지택)

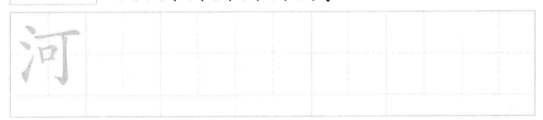

河

夏
여름 하
夊(천천히 걸을 쇠) 총 10획

夏季(하계) 夏穀(하곡) 夏期(하기) 夏服(하복) 夏節(하절) 夏至(하지)
夏節期(하절기)
夏爐冬扇(하로동선)

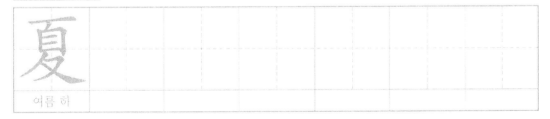

夏
여름 하

| 學
배울 학
子(아들 자) 총 16획 | 學校(학교) 學年(학년) 學力(학력) 學問(학문) 學生(학생) 學長(학장)
學校長(학교장) 學父母(학부모) 學父兄(학부형) 學用品(학용품)
學力考査(학력고사) |

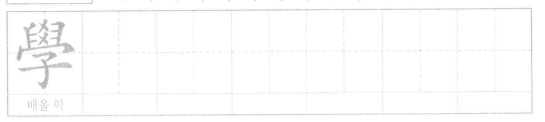

學 배울 학					

| 寒
찰 한
宀(갓머리) 총 12획 | 寒氣(한기) 寒帶(한대) 寒流(한류) 寒食(한식) 寒波(한파) 寒海(한해)
防寒服(방한복)
寒冷前線(한랭전선) |

寒 찰 한					

| 漢
한수 한
水(물 수) 총 14획 | 漢江(한강) 漢文(한문) 漢詩(한시) 漢陽(한양) 漢字(한자)
漢字語(한자어) 漢學者(한학자)
漢江投石(한강투석) |

漢漢漢漢漢漢漢漢漢漢漢漢漢漢

漢 한수 한					

韓 나라 한
韋(다룸가죽 위) 총17획

韓國(한국) 韓方(한방) 韓食(한식) 韓人(한인) 韓族(한족) 韓紙(한지)
韓國語(한국어) 韓國人(한국인) 韓民族(한민족) 韓人會(한인회)
大韓民國(대한민국)

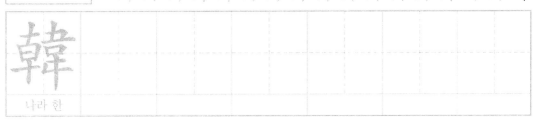

韓 나라 한

合 합할 합
口(입 구) 총 6획

合計(합계) 合金(합금) 合同(합동) 合心(합심) 合意(합의) 合作(합작)
合理化(합리화) 合法的(합법적) 合倂症(합병증) 合唱團(합창단)
合成洗劑(합성세제) 合成樹脂(합성수지)

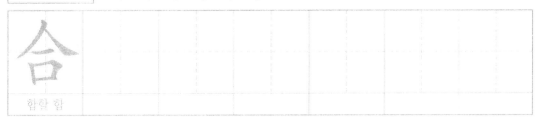

合 합할 합

海 바다 해
水(물 수) 총 10획

海軍(해군) 海女(해녀) 海面(해면) 海物(해물) 海上(해상) 海外(해외)
海棠花(해당화) 海兵隊(해병대) 海産物(해산물) 海水面(해수면)
海軍基地(해군기지) 海洋牧場(해양목장) 海外投資(해외투자)

海 바다 해

害毒(해독) 害惡(해악) 害蟲(해충)
病蟲害(병충해)
無害無得(무해무득)

害

해칠 해

宀(갓머리) 총 10획

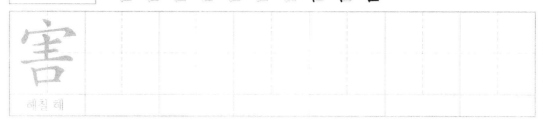

害

해칠 해

行軍(행군) 行樂(행락) 行路(행로) 行事(행사) 行色(행색) 行人(행인)
行動派(행동파) 行先地(행선지) 行政府(행정부)
行動擧止(행동거지) 行方不明(행방불명) 行政區域(행정구역)

行

다닐 행

行(다닐 행) 총 6획

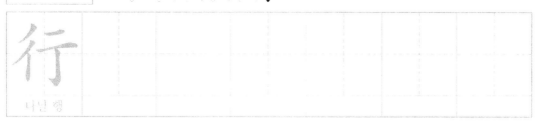

行

다닐 행

幸運(행운)
幸運兒(행운아)
千萬多幸(천만다행)

幸

다행 행

干(방패 간) 총 8획

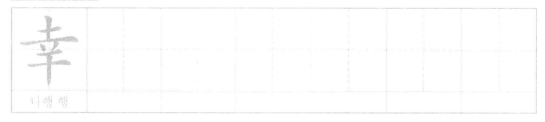

幸

다행 행

향할 향
口(입 구) 총 6획

向發(향발) 向方(향방) 向背(향배) 向上(향상) 向後(향후)
向學熱(향학열)

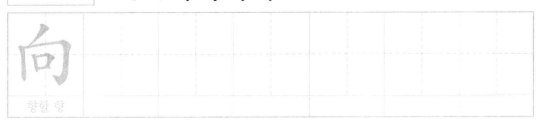

허락할 허
言(말씀 언) 총 11획

許多(허다) 許諾(허락) 許容(허용) 許婚(허혼)
許可制(허가제)
特許出願(특허출원)

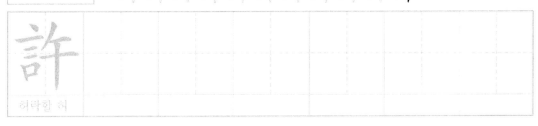

나타날 현
玉(구슬 옥) 총 11획

現金(현금) 現物(현물) 現像(현상) 現在(현재) 現存(현존) 現品(현품)
現金價(현금가) 現代化(현대화) 現時點(현시점) 現住所(현주소)
現代文學(현대문학) 現實打開(현실타개) 現地踏査(현지답사)

兄夫(형부) 兄嫂(형수)
兄弟間(형제간)
兄弟姉妹(형제자매)

만 형

儿(어진사람 인) 총 5획

兄

만 형

形成(형성) 形式(형식) 形言(형언) 形體(형체) 形便(형편)
形式論(형식론) 形容詞(형용사)
形形色色(형형색색)

모양 형

彡(터럭 삼) 총 7획

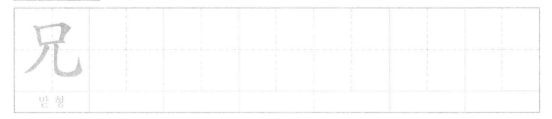

形

모양 형

湖南(호남) 湖畔(호반) 湖水(호수)

호수 호

水(물 수) 총 12획

湖

호수 호

號	號令(호령) 號俸(호봉) 號數(호수) 號外(호외) 靑信號(청신호) 危險信號(위험신호)
부르짖을 호	
虎(범 호) 총 13획	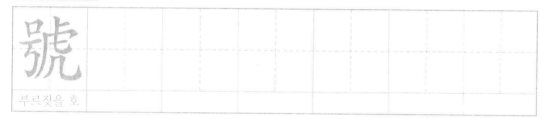

號	
부르짖을 호	

火	火氣(화기) 火力(화력) 火爐(화로) 火木(화목) 火山(화산) 火車(화차) 火山帶(화산대) 火繩銃(화승총) 火藥庫(화약고) 火焰瓶(화염병) 火力電氣(화력전기) 火災保險(화재보험)
불 화	
火(불 화) 총 4획	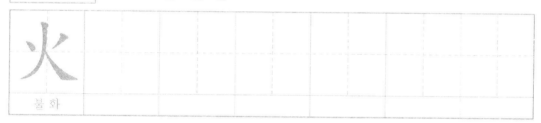

火	
불 화	

化	化工(화공) 化石(화석) 化纖(화섬) 化合(화합) 化粧紙(화장지) 化粧品(화장품) 化學戰(화학전) 化學武器(화학무기) 化學肥料(화학비료)
될 화	
匕(비수 비) 총 4획	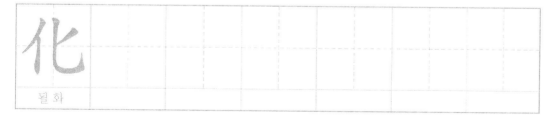

化	
될 화	

花	花壇(화단) 花盆(화분) 花園(화원) 花草(화초) 花鬪(화투) 花環(화환) 花崗巖(화강암) 花郎徒(화랑도) 花紋席(화문석) 花無十日紅(화무십일홍)
꽃 화	
艸(풀 초) 총 8획	

和答(화답) 和色(화색) 和音(화음) 和親(화친) 和平(화평) 和合(화합)
共和國(공화국)
和氣靄靄(화기애애)

話法(화법) 話術(화술) 話題(화제)
送話機(송화기)
公衆電話(공중전화)

畫	畫家(화가) 畫廊(화랑) 畫面(화면) 畫伯(화백) 畫室(화실) 畫風(화풍)
그림 화	畫宣紙(화선지)
田(밭 전) 총 12획	畫龍點睛(화룡점정)

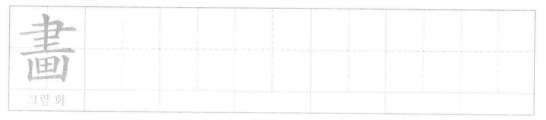

畫	
그림 화	

患	患亂(환란) 患部(환부) 患者(환자)
근심 환	重患者(중환자)
心(마음 심) 총 11획	內憂外患(내우외환)

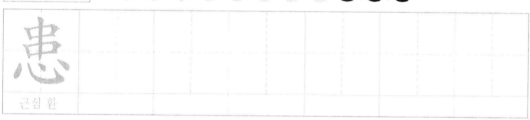

患	
근심 환	

活	活氣(활기) 活動(활동) 活力(활력) 活路(활로) 活用(활용) 活字(활자)
살 활	活動家(활동가) 活動力(활동력) 活性化(활성화) 活火山(활화산)
水(물 수) 총 9획	生活下水(생활하수)

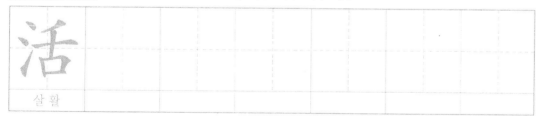

活	
살 활	

누를 황

黃(누를 황) 총 12획

黃狗(황구) 黃菊(황국) 黃金(황금) 黃紗(황사) 黃牛(황우) 黃昏(황혼)
黃褐色(황갈색) 黃金佛(황금불)
黃金萬能(황금만능) 黃金分割(황금분할) 黃色人種(황색인종)

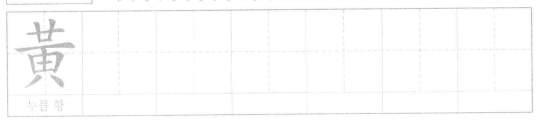

모일 회

日(가로 왈) 총 13획

會見(회견) 會館(회관) 會同(회동) 會社(회사) 會食(회식) 會話(회화)
會計學(회계학) 會社員(회사원) 會心作(회심작) 會員國(회원국)
會計年度(회계연도)

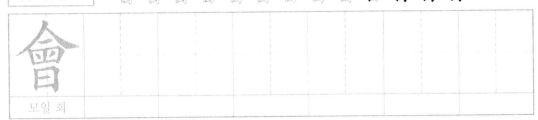

효도 효

子(아들 자) 총 7획

孝女(효녀) 孝道(효도) 孝婦(효부) 孝心(효심) 孝子(효자) 孝行(효행)
孝子門(효자문)
孝子德之本(효자덕지본)

效 본받을 효
攵(등글월 문) 총 10획

效果(효과) 效能(효능) 效力(효력) 效率(효율) 效用(효용) 效驗(효험)
效果音(효과음)
溫室效果(온실효과)

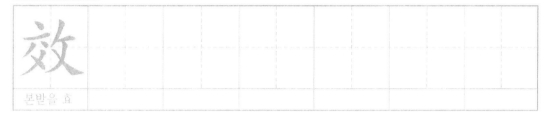

效
본받을 효

後 뒤 후
彳(두인 변) 총 9획

後記(후기) 後面(후면) 後門(후문) 後方(후방) 後世(후세) 後食(후식)
後見人(후견인) 後半期(후반기) 後半戰(후반전) 後三國(후삼국)
後來三杯(후래삼배) 後輪驅動(후륜구동) 後悔莫及(후회막급)

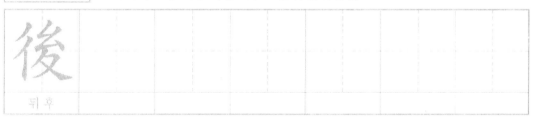

後
뒤 후

訓 가르칠 훈
言(말씀 언) 총 10획

訓放(훈방) 訓手(훈수) 訓示(훈시) 訓育(훈육) 訓長(훈장) 訓話(훈화)
訓練兵(훈련병) 訓練院(훈련원)
訓戒放免(훈계방면) 訓蒙字會(훈몽자회) 訓民正音(훈민정음)

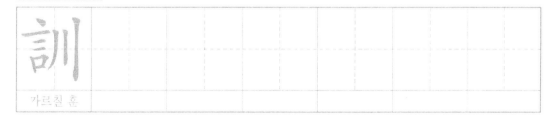

訓
가르칠 훈

쉴 휴

人(사람 인) 총 6획

休暇(휴가) 休刊(휴간) 休校(휴교) 休日(휴일) 休紙(휴지) 休學(휴학)
休養地(휴양지) 休戰線(휴전선) 休紙桶(휴지통) 休火山(휴화산)
開店休業(개점휴업)

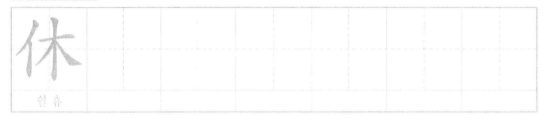

흉할 흉

凵(위터진입 구) 총 4획

凶家(흉가) 凶計(흉계) 凶年(흉년) 凶物(흉물) 凶事(흉사) 凶作(흉작)
凶惡無道(흉악무도)

검을 흑

黑(검을 흑) 총 12획

黑幕(흑막) 黑白(흑백) 黑色(흑색) 黑心(흑심) 黑字(흑자) 黑板(흑판)
黑人種(흑인종)
黑人靈歌(흑인영가)

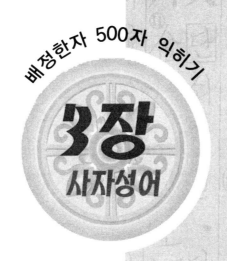

배정한자 500자 익히기

3장
사자성어

家內工業	가내공업	家庭敎育	가정교육
단순한 기술과 기구를 써서 집 안에서 하는 소규모 생산 공업.		가정에서 집안 어른들의 일상생활을 통해 자녀가 받는 영향과 교화.	

各人各色	각인각색	各自圖生	각자도생
각 사람이 모두 다름.		제각기 살길을 도모함.	

去者必反	거자필반	格物致知	격물치지
떠난 자는 반드시 돌아옴.		실제 사물의 이치를 연구하여 지식을 완전하게 함.	

見物生心	견물생심	決死反對	결사반대
물건을 보면 가지고 싶은 욕심이 생김.		목숨을 내걸고 반대함.	

敬老孝親	경로효친	驚天動地	경천동지
어른을 공경하고 부모에게 효도함.		세상을 몹시 놀라게 함.	

敬天愛人	경천애인	高等動物	고등동물
하늘을 공경하고 사람을 사랑함.		복잡한 체제를 갖추고 소화·순환·호흡·비뇨·생식·신경 운동 등의 기관을 가진 동물.	

高速道路	고속도로	公明正大	공명정대
자동차가 고속으로 달릴 수 있도록 넓고 평탄하게 만든 자동차 전용 도로.		사사로움이 없이 공정하고 떳떳함.	

過失相規	과실상규	交通信號	교통신호
나쁜 행실을 서로 규제함.		교차로나 횡단보도·건널목 등에서 신호를 나타내는 표시.	

▲사자성어(四字成語)

教學相長	교학상장	九死一生	구사일생
가르치고 배우면서 서로 성장함.		죽을 고비를 여러 차례 겪고 겨우 살아남.	

國民年金	국민연금	今始初聞	금시초문
정부가 국민 연금법에 따라 주는 연금.		이제야 비로소 처음 들음.	

落木寒天	낙목한천	落花流水	낙화유수
나뭇잎이 다 떨어진, 겨울의 춥고 쓸쓸한 풍경.		떨어지는 꽃과 흐르는 물.	

南男北女	남남북녀	男女老少	남녀노소
우리나라에서, 남쪽 지방은 남자가 잘나고, 북쪽 지방은 여자가 아름답다는 말.		남자와 여자와 늙은이와 젊은이. 곧, 모든 사람.	

男女有別	남녀유별	男中一色	남중일색
남녀의 사이에는 분별이 있어야 함을 이르는 말.		남자의 얼굴이 썩 뛰어나게 잘 생김.	

能小能大	능소능대	多才多能	다재다능
모든 일에 두루 능함.		재주가 많고 능력이 풍부함.	

多情多感	다정다감	代代孫孫	대대손손
감수성이 예민하고 느끼는 바가 많음.		대대로 이어 내려오는 자손.	

大同團結	대동단결	大明天地	대명천지
나뉘었던 단체나 당파가 어떤 목적을 이루려고 함께 뭉치어 한 덩어리가 됨		아주 밝은 세상.	

大書特筆	대서특필	大韓民國	대한민국
어떤 사실이나 사건을 특히 두드러지게 글자를 크게 씀.		우리 나라의 국호.	

同苦同樂	동고동락	東問西答	동문서답
같이 고생하고 같이 즐김.		묻는 말에 당치도 않은 대답을 함.	

同生共死	동생공사	東西古今	동서고금
서로 생사를 같이함.		동양과 서양, 옛날과 지금을 통틀어 이르는 말.	

東西南北	동서남북	同姓同本	동성동본
동쪽·서쪽·남쪽·북쪽. 곧, 사방.		성도 같고 본관도 같음.	

▲사자성어(四字成語)

同時多發	동시다발	馬耳東風	마이동풍
연이어 일이 발생함.		남의 말을 귀담아듣지 않고 곧 흘려 버림을 이르는 말.	

萬古不變	만고불변	萬里長天	만리장천
오랜 세월을 두고 변하지 아니함.		높고 넓은 하늘.	

名山大川	명산대천	無男獨女	무남독녀
이름난 산과 내.		아들 없는 집안의 외딸.	

聞一知十	문일지십	門前成市	문전성시
한 가지를 들으면 열을 미루어 앎.		권세가나 부자가 되어 집 앞이 방문객으로 시장을 이루다시피 함.	

百年大計	백년대계	百年河淸	백년하청
먼 앞날을 내다보고 세우는 원대한 계획.		아무리 기다려도 어떤 일이 이루어지기가 어렵다는 뜻.	

百萬大軍	백만대군	百萬長者	백만장자
아주 많은 병사로 조직된 군대를 이르는 말.		재산이 썩 많은 사람.	

白面書生	백면서생	百發百中	백발백중
글만 읽고 세상일에 경험이 없는 사람		총·활 등이 겨눈 곳에 꼭꼭 맞음.	

白衣民族	백의민족	百戰百勝	백전백승
흰옷을 입은 민족이라는 뜻으로, '한민족'을 이르는 말.		싸우는 족족 모조리 이김.	

▲사자성어(四字成語)

父母兄弟	부모형제
아버지 · 어머니 · 형 · 아우라는 뜻으로, 가족을 이르는 말.	

父子有親	부자유친
오륜의 하나, 아버지와 아들 사이의 도는 친애에 있음.	

父傳子傳	부전자전
대대로 아버지가 아들에게 전함.	

北窓三友	북창삼우
'거문고 · 술 · 시'를 아울러 이르는 말.	

不老長生	불로장생
늙지 않고 오래 삶.	

不立文字	불립문자
불도의 깨달음은 문자나 말로써 전하는 것이 아니라 마음에서 마음으로 전한다는 뜻.	

不問可知	불문가지
묻지 않아도 알 수 있음.	

不問曲直	불문곡직
옳고 그른 것을 묻지 않음.	

▲ 사자성어 (四字成語)

不遠千里	불원천리	氷山一角	빙산일각
천리를 멀다 여기지 않음.		아주 많은 것 중에 조그마한 부분.	

思考方式	사고방식	士農工商	사농공상
어떠한 문제를 생각하여 해석·구명하는 방식·태도.		예전에, 선비·농부·工匠(공장)·상인의 네 가지 신분을 일컫던 말.	

四面春風	사면춘풍	四方八方	사방팔방
누구에게나 좋게 대함.		모든 방면. 여러 방면.	

事事件件	사사건건	事實無根	사실무근
모든 일. 온갖 사건.		근거가 없는 일. 전혀 사실과 다른 일.	

▲사자성어(四字成語)

事親以孝	사친이효
세속 오계의 한 가지. 어버이를 섬김에 효도로써 함.	

四海兄弟	사해형제
온 천하 사람이 다 형제와 같다는 뜻으로 친밀함을 이르는 말.	

山戰水戰	산전수전
세상살이를 하면서 온갖 일을 다 경험함을 비유한 말.	

山川草木	산천초목
산천과 초목. 곧, 자연.	

三三五五	삼삼오오
서넛이나 대여섯 사람씩 떼를 지어 다니거나 무슨 일을 하는 모양.	

三十六計	삼십육계
서른여섯 가지의 계략.	

三位一體	삼위일체
세 가지가 하나로 통합되는 일.	

三寒四溫	삼한사온
추운 날씨가 약 3일 계속되다가 다음에 따뜻한 날씨가 4일 가량 계속되는 주기적 기후 현상.	

▲사자성어(四字成語)

上下左右	상하좌우
위·아래·왼쪽·오른쪽을 이르는 말로, 모든 방향을 이르는 말.	

生年月日	생년월일
태어난 해와 달과 날.	

生老病死	생로병사
인생이 겪는 네 가지 고통. 곧, 나고 늙고 병들고 죽는 일.	

生面不知	생면부지
서로 만나 본 일이 없어 도무지 모르는 사람.	

生死苦樂	생사고락
삶과 죽음, 괴로움과 즐거움을 통틀어 이르는 말.	

善男善女	선남선녀
착한 남자와 여자.	

世上萬事	세상만사
세상에서 일어나는 온갖 일.	

速戰速決	속전속결
持久戰(지구전)을 피하고 빨리 판가름을 냄.	

時間問題	시간문제	市民社會	시민사회
오래지 않아 곧 풀릴 문제.		신분적 구속에 지배되지 않으며, 자유롭고 평등한 개인의 이성적 결합으로 이루어진 사회.	

新聞記者	신문기자	十年知己	십년지기
신문에 실을 기사의 자료 수집 · 취재 · 집필 · 편집에 종사하는 사람.		오래 전부터 사귀어 온 친구.	

十中八九	십중팔구	安分知足	안분지족
열 가운데 여덟이나 아홉이 됨. 거의 다 됨을 가리키는 말.		편안한 마음으로 제 분수를 지키며 만족함을 앎.	

安心立命	안심입명	愛國愛族	애국애족
몸을 천명에 맡기고 생사 이해에 당면하여 태연함.		나라와 민족을 아낌.	

野生動物	야생동물	良藥苦口	양약고구
사람이 기른 것이 아니라, 산이나 들에서 저절로 나서 자라는 동물.		효험이 좋은 약은 입에 쓰다는 뜻.	

語不成說	어불성설	言文一致	언문일치
말이 조금도 사리에 맞지 않음.		실제 쓰는 말과 글로 쓴 말이 일치함.	

言行一致	언행일치	年中行事	연중행사
하는 말과 행동이 같음.		해마다 일정한 시기를 정해 놓고 하는 행사.	

溫故知新	온고지신	樂山樂水	요산요수
옛것을 연구해서 새 지식이나 견해를 찾아냄.		산과 물을 좋아함.	

▲사자성어(四字成語)

勇氣百倍	용기백배	月下老人	월하노인
격려나 응원 따위로 힘이나 용기를 더 냄.		부부의 인연을 맺어 준다는 전설상의 노인.	

有口無言	유구무언	有名無實	유명무실
입은 있으나 할 말이 없다는 뜻.		이름만 그럴듯하고 실속은 없음.	

耳目口鼻	이목구비	以實直告	이실직고
귀·눈·입·코 또는 얼굴의 생김새.		사실 그대로 고함.	

以心傳心	이심전심	二八靑春	이팔청춘
말·글에 의하지 않고, 마음에서 마음으로 전달됨.		16세 무렵의 젊은이.	

▲사자성어(四字成語)

人命在天	인명재천	人事不省	인사불성
사람의 목숨은 하늘에 달려 있다는 뜻.		정신을 잃어 의식이 없음.	

人山人海	인산인해	人相着衣	인상착의
사람이 헤아릴 수 없이 많이 모인 상태.		사람의 생김새와 옷차림.	

人海戰術	인해전술	一口二言	일구이언
많은 사람을 투입하여 일을 성취하려는 수법.		한 입으로 두 말을 함.	

一問一答	일문일답	一心同體	일심동체
한 번 묻는데 대해 한 번 대답함.		한마음 한 몸.	

▲사자성어(四字成語)

日字無識	일자무식	一長一短	일장일단
글자를 한자도 모를 정도로 무식함.		장점도 있고 단점도 있음.	

自古以來	자고이래	自給自足	자급자족
예로부터 지금까지의 동안.		자기의 수요를 자기가 생산하여 충당함.	

自問自答	자문자답	自生植物	자생식물
자기가 묻고 자기가 답함.		산이나 들 또는 강이나 바다에 저절로 나는 식물.	

子孫萬代	자손만대	自手成家	자수성가
오래도록 내려오는 여러 대.		물려받은 재산이 없는 사람이 자기 힘만으로 한 살림을 이룩하고 재산을 모음.	

▲사자성어(四字成語)

自由自在	자유자재	自初至終	자초지종
어떤 범위 내에서 구속·제한됨이 없이 자기 마음대로 할 수 있음.		처음부터 끝까지 이르는 동안.	

作心三日	작심삼일	電光石火	전광석화
결심이 사흘을 가지 못함.		극히 짧은 시간.	

前無後無	전무후무	全心全力	전심전력
전에도 없었고 앞으로도 없음.		온 마음과 힘.	

全知全能	전지전능	朝變夕改	조변석개
무엇이나 다 알고 무엇이나 행하는 神佛(신불)의 능력.		아침저녁으로 뜯어 고친다는 뜻.	

▲사자성어(四字成語)

主客顚倒	주객전도	晝夜長川	주야장천
주인과 객의 위치가 서로 뒤바뀐다는 뜻.		밤낮으로 쉬지 않고 잇따라서.	

地上天國	지상천국	千萬多幸	천만다행
이 세상에서 이룩되는 다시없이 자유롭고 풍족하며 행복한 사회.		매우 다행함.	

天災地變	천재지변	天下第一	천하제일
지진이나 홍수 따위 자연의 재앙.		세상에서 견줄만한 것이 없음.	

靑山流水	청산유수	靑天白日	청천백일
막힘없이 말을 잘하거나 그렇게 하는 말의 비유.		맑게 갠 대낮.	

清風明月	청풍명월	草綠同色	초록동색
맑은 바람과 밝은 달.		이름은 다르나 따지고 보면 한 가지 것이라는 말.	

草食動物	초식동물	秋風落葉	추풍낙엽
풀을 주식으로 하는 포유동물.		가을바람에 흩어져 떨어지는 낙엽.	

春夏秋冬	춘하추동	特別活動	특별활동
봄·여름·가을·겨울의 네 철.		학교 교육 과정에서 교과 학습 이외의 특별 교육 활동.	

八道江山	팔도강산	八方美人	팔방미인
우리 나라 전체의 강산.		어느 모로 보나 아름다운 여인.	

▲사자성어(四字成語)

敗家亡身	패가망신
자산을 없애고 몸을 망침.	

下等動物	하등동물
진화의 정도가 낮아서 몸의 구조가 단순한 원시적 동물.	

海水浴場	해수욕장
해수욕하기에 알맞은 환경과 설비가 되어 있는 바닷가.	

行動擧止	행동거지
몸을 움직여 하는 모든 짓.	

行方不明	행방불명
간 곳이 분명하지 않음.	

形形色色	형형색색
모양과 빛깔 따위가 서로 다른 여러 가지.	

花朝月夕	화조월석
꽃 피는 아침과 달 뜨는 저녁.	

訓民正音	훈민정음
1443년 세종대왕이 창제한 우리 나라 글자를 이르는 말.	

凶惡無道	흉악무도		
성질이 거칠고 사나우며 도의심이 없음.			

▲반대자 익히기

江(강 강) ⟷ 山(메 산)	强(굳셀 강) ⟷ 弱(약할 약)
客(손님 객) ⟷ 主(주인 주)	去(갈 거) ⟷ 來(올 래)
輕(가벼울 경) ⟷ 重(무거울 중)	古(옛 고) ⟷ 新(새 신)
曲(굽을 곡) ⟷ 直(곧을 직)	敎(가르칠 교) ⟷ 學(배울 학)
近(가까울 근) ⟷ 遠(멀 원)	吉(길할 길) ⟷ 凶(흉할 흉)
男(사내 남) ⟷ 女(계집 녀)	南(남녘 남) ⟷ 北(북녘 북)
內(안 내) ⟷ 外(바깥 외)	多(많을 다) ⟷ 少(적을 소)
短(짧을 단) ⟷ 長(길 장)	答(대답 답) ⟷ 問(물을 문)
大(큰 대) ⟷ 小(작을 소)	冬(겨울 동) ⟷ 夏(여름 하)
東(동녘 동) ⟷ 西(서녘 서)	冷(찰 랭) ⟷ 溫(따뜻할 온)
勞(일할 로) ⟷ 使(부릴 사)	陸(뭍 륙) ⟷ 海(바다 해)
利(이로울 리) ⟷ 害(해칠 해)	買(살 매) ⟷ 賣(팔 매)
母(어미 모) ⟷ 父(아비 부)	無(없을 무) ⟷ 有(있을 유)
白(흰 백) ⟷ 黑(검을 흑)	福(복 복) ⟷ 災(재앙 재)
不(아닐 부) ⟷ 正(바를 정)	死(죽을 사) ⟷ 生(날 생)
夕(저녁 석) ⟷ 朝(아침 조)	先(먼저 선) ⟷ 後(뒤 후)
善(착할 선) ⟷ 惡(악할 악)	雪(눈 설) ⟷ 雨(비 우)

水(물 수)	⟺	火(불 화)	手(손 수) ⟺ 足(발 족)
勝(이길 승)	⟺	敗(패할 패)	心(마음 심) ⟺ 體(몸 체)
夜(밤 야)	⟺	晝(낮 주)	熱(더울 열) ⟺ 寒(찰 한)
右(오른쪽 우)	⟺	左(왼 좌)	入(들 입) ⟺ 出(날 출)
自(스스로 자)	⟺	他(다를 타)	爭(다툴 쟁) ⟺ 和(화할 화)
前(앞 전)	⟺	後(뒤 후)	弟(아우 제) ⟺ 兄(맏 형)
天(하늘 천)	⟺	地(땅 지)	春(봄 춘) ⟺ 秋(가을 추)

▲반대어 익히기

自動(자동)	⟷	手動(수동)	正午(정오) ⟷ 子正(자정)
入金(입금)	⟷	出金(출금)	不運(불운) ⟷ 幸運(행운)
部分(부분)	⟷	全體(전체)	立體(입체) ⟷ 平面(평면)
死後(사후)	⟷	生前(생전)	過去(과거) ⟷ 未來(미래)
不幸(불행)	⟷	幸福(행복)	不法(불법) ⟷ 合法(합법)
固定(고정)	⟷	流動(유동)	原因(원인) ⟷ 結果(결과)
勝利(승리)	⟷	敗北(패배)	感情(감정) ⟷ 理性(이성)
成功(성공)	⟷	失敗(실패)	惡意(악의) ⟷ 善意(선의)
正當(정당)	⟷	不當(부당)	溫情(온정) ⟷ 冷情(냉정)
不實(부실)	⟷	充實(충실)	消費(소비) ⟷ 生産(생산)
放心(방심)	⟷	操心(조심)	

家(집 가)	屋(집 옥)	結(맺을 결)	約(맺을 약)
競(겨룰 경)	爭(다툴 쟁)	計(셈할 계)	算(셈할 산)
古(옛 고)	舊(옛 구)	高(높을 고)	卓(높을 탁)
共(함께 공)	同(한가지 동)	果(열매 과)	實(열매 실)
過(지날 과)	去(갈 거)	光(빛 광)	色(빛 색)
敎(가르칠 교)	訓(가르칠 훈)	郡(고을 군)	邑(고을 읍)
根(뿌리 근)	本(근본 본)	技(재주 기)	術(재주 술)
年(해 년)	歲(해 세)	道(길 도)	路(길 로)
童(아이 동)	兒(아이 아)	頭(머리 두)	首(머리 수)
冷(찰 랭)	寒(찰 한)	練(익힐 련)	習(익힐 습)
里(마을 리)	村(마을 촌)	明(밝을 명)	朗(밝을 랑)
木(나무 목)	樹(나무 수)	文(글월 문)	章(글 장)
物(만물 물)	品(물건 품)	番(차례 번)	第(차례 제)

▲유의자 익히기

費(소비할 비)	用(쓸 용)	社(모일 사)	會(모일 회)
生(날 생)	出(날 출)	席(자리 석)	位(자리 위)
說(말씀 설)	語(말씀 어)	速(빠를 속)	急(급할 급)
示(볼 시)	觀(볼 관)	身(몸 신)	體(몸 체)
心(마음 심)	情(뜻 정)	養(기를 양)	育(기를 육)
永(길 영)	遠(멀 원)	願(원할 원)	望(바랄 망)
衣(옷 의)	服(옷 복)	海(바다 해)	洋(바다 양)
幸(다행 행)	福(복 복)	號(부르짖을 호)	名(이름 명)
畵(그림 화)	圖(그림 도)		

價(값 가)	価	擧(들 거)	挙	輕(가벼울 경)	軽
關(빗장 관)	関	廣(넓을 광)	広	區(구역 구)	区
舊(옛 구)	旧	國(나라 국)	国	氣(기운 기)	気
團(둥글 단)	団	當(마땅할 당)	当	對(대답할 대)	対
圖(그림 도)	図	獨(홀로 독)	独	讀(읽을 독)	読
來(올 래)	来	禮(예절 례)	礼	萬(일만 만)	万
賣(팔 매)	売	發(쏠 발)	発	變(변할 변)	変
寫(베낄 사)	写	數(셈할 수)	数	實(열매 실)	実
兒(아이 아)	児	惡(악할 악)	悪	藥(약 약)	薬
醫(의원 의)	医	爭(다툴 쟁)	争	傳(전할 전)	争
戰(싸울 전)	戦	參(간여할 참)	参	號(부르짖을 호)	号

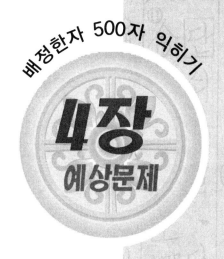

배정한자 500자 익히기

4장
예상문제

다음 漢字語(한자어)의 讀音(독음)을 쓰세요. (1~35)

1. 曲目（　　　）　2. 自身（　　　）　3. 歌手（　　　）

4. 親愛（　　　）　5. 海外（　　　）　6. 通學（　　　）

7. 金言（　　　）　8. 韓紙（　　　）　9. 速成（　　　）

10. 大雪（　　　）　11. 車道（　　　）　12. 活動（　　　）

13. 電話（　　　）　14. 讀者（　　　）　15. 體育（　　　）

16. 同業（　　　）　17. 國軍（　　　）　18. 韓食（　　　）

19. 學習（　　　）　20. 讀本（　　　）　21. 子孫（　　　）

22. 溫水（　　　）　23. 性別（　　　）　24. 農業（　　　）

25. 由來（　　　）　26. 出發（　　　）　27. 球場（　　　）

28. 行事（　　　）　29. 火急（　　　）　30. 家訓（　　　）

31. 所感（　　　）　32. 服用（　　　）　33. 醫師（　　　）

34. 語法（　　　）　35. 合計（　　　）

다음 漢字(한자)의 訓(훈)과 音(음)을 쓰세요. (36~59)

36. 輕(   )   37. 歷(   )   38. 福(   )

39. 査(   )   40. 惡(   )   41. 災(   )

42. 着(   )   43. 卓(   )   44. 筆(   )

45. 黑(   )   46. 加(   )   47. 念(   )

48. 島(   )   49. 勞(   )   50. 倍(   )

51. 寫(   )   52. 案(   )   53. 貯(   )

54. 參(   )   55. 打(   )   56. 品(   )

57. 許(   )   58. 建(   )   59. 觀(   )

다음 밑줄 친 漢字語(한자어)를 漢字(한자)로 쓰세요. (56~75)

60. 미카를 위로해 주어야겠다고 생각하며 <u>자신</u> 있게 말하였다.
    (   )

61. 원래 먼 옛날에 지구를 지배하던 공룡의 <u>자손</u>이다.
    (   )

62. 농민들이 그 해 농사가 높은 지대에서 잘 될까,

( )

63. 어떤 동물이 유명한 치과 의사에게 전화를 걸어.

( )

64. 우리 글자를 만들어 사용하면서 문화를 발전시켜 왔다.

( )

65. 나는 아이들의 활기찬 모습을 보았습니다.

( )

66. 서로 친절을 베풀 때, 우리 사회는 더 밝아질 것이다.

( )

67. 새들의 작별 인사를 들으며 나무들도 잎을 떨어뜨렸습니다.

( )

68. 동물이 나오는 외국 동화 한 편을 재미있게 읽었어.

( )

69. 내가 있는 방은 아무 장식이 없는 그냥 네모난 공간입니다.

( )

70. 우리는 자동차 홍수 시대에 살고 있다.

( )

71. 내가 버린 휴지는 아니었지만 얼굴이 화끈 달아올랐다.

( )

72. 염전이 아닌 공장에서도 소금을 만들 수 있게 되었습니다.

( )

73. 그림을 그리면 화실이 됩니다.
   (   )
74. 우물 위로 보이는 하늘이 <u>전부</u>였습니다.
   (   )

다음 訓과 音에 맞는 한자를 쓰세요. (75~78)

75. 익힐 습   (   )   76. 자리 석 (   )

77. 무거울 중 (   )   78. 모양 형 (   )

다음 漢字와 뜻이 상대 또는 반대되는 漢字를 쓰세요. (79~81)

79. 善 : (   )   80. 勝 : (   )   81. 熱 : (   )

다음 ( )에 들어갈 漢字를 보기에서 찾아 그 번호를 써서 漢字語를 만드세요. (82~85)

보기	1. 夏	2. 長	3. 明	4. 美
	5. 親	6. 無	7. 活	8. 全

82. 公(   )正大   83. 有口(   )言

215

84. 父子有(　　)　　85. 春(　　)秋冬

다음 물음에 답하세요. (86~88)

86.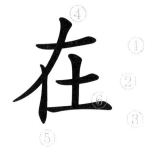

쓰는 순서가 맞는 것을 아래에서 골라 번호를 쓰세요. (　　)

1. ④①⑤②⑥③　　　　2. ①④⑤②③⑥

3. ①④⑤②⑥③　　　　4. ①④⑤⑥②③

87.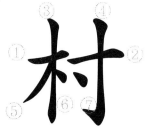

쓰는 순서가 맞는 것을 아래에서 골라 번호를 쓰세요. (　　)

1. ①③⑤⑥②④⑦　　　　2. ①②③④⑤⑥⑦

3. ①③②④⑤⑥⑦　　　　4. ①③⑤⑥②⑦④

88. 老

쓰는 순서가 맞는 것을 아래에서 골라 번호를 쓰세요. (   )

1. ⑤ ① ② ⑥ ④ ③   2. ① ⑤ ② ⑥ ③ ④
3. ① ② ⑤ ⑥ ③ ④   4. ① ② ⑤ ⑥ ④ ③

다음 漢字와 뜻이 같거나 뜻이 비슷한 漢字를 보기에서 찾아
그 번호를 쓰세요. (89~91)

보기   1. 夏 2. 路 3. 首 4. 集 5. 西 6. 寒

89. 冷 : (   )   90. 頭 : (   )   91. 道 : (   )

다음 漢字와 音은 같은데 뜻이 다른 漢字를 보기에서 골라
그 번호를 쓰세요. (92~94)

보기   1. 具 2. 分 3. 弱 4. 計 5. 午 6. 半

92. 界 : (   )   93. 藥 : (   )   94. 五 : (   )

다음 뜻에 맞는 漢字語를 보기에서 찾아 그 번호를 쓰세요.
(95~97)

> 보기   1. 外三寸   2. 出入口   3. 植木日
>   4. 外孫子   5. 國慶日   6. 水口門

95. 딸이 낳은 아들. (   )

96. 나가고 들어가고 하는 곳. (   )

97. 나무를 심도록 국가에서 정한 날. (   )

다음 漢字의 약자(획수를 줄인 漢字)를 쓰세요. (98~100)

  98. 獨 : (   )   99. 萬 : (   )   100. 區 : (   )

2회 예상문제

다음 漢字語의 讀音을 쓰세요. (1~35)

1. 發表(   ) 2. 夜光(   ) 3. 萬物(   )

4. 開場(   ) 5. 韓國(   ) 6. 小品(   )

7. 合作(   ) 8. 成功(   ) 9. 地主(   )

10. 運動(   ) 11. 車道(   ) 12. 自足(   )

13. 林野(   ) 14. 現業(   ) 15. 出場(   )

16. 洋藥(   ) 17. 學生(   ) 18. 軍歌(   )

19. 工作(   ) 20. 生活(   ) 21. 光線(   )

22. 愛人(   ) 23. 書體(   ) 24. 同感(   )

25. 地圖(   ) 26. 物色(   ) 27. 日記(   )

28. 孝道(   ) 29. 生水(   ) 30. 老兄(   )

31. 戶數(   ) 32. 靑旗(   ) 33. 文集(   )

34. 畫家(   ) 35. 戰死(   )

다음 漢字의 訓과 音을 쓰세요. (36~59)

36. 關(　　　　) 　 37. 鐵(　　　　) 　 38. 費(　　　　)

39. 談(　　　　) 　 40. 炭(　　　　) 　 41. 相(　　　　)

42. 料(　　　　) 　 43. 必(　　　　) 　 44. 熱(　　　　)

45. 望(　　　　) 　 46. 寒(　　　　) 　 47. 典(　　　　)

48. 變(　　　　) 　 49. 敬(　　　　) 　 50. 責(　　　　)

51. 選(　　　　) 　 52. 基(　　　　) 　 53. 板(　　　　)

54. 養(　　　　) 　 55. 到(　　　　) 　 56. 患(　　　　)

57. 赤(　　　　) 　 58. 朗(　　　　) 　 59. 質(　　　　)

다음 밑줄 친 漢字語를 漢字로 쓰세요. (60~74)

60. 무심한 표정으로 팔짱을 낀 채 정면만 바라보고 있었다.

　　(　　　)

61. 어린아이들 손가락에 꽃반지로나 오르면 최고로 출세하였다.

　　(　　　)

62. 이 서명도 본인이 한 게 틀림없습니까?

( )

63. 소년은 동행하던 친구를 흔들었다.

( )

64. 과학교육의 장으로 활용되고 있습니다.

( )

65. 동물들이 없는 세상에 인간들이 홀로 어떻게 살아가겠습니까?

( )

66. 홈 페이지 주소가 함께 적혀있었다.

( )

67. 한 스승이 제자를 데리고 길을 나섰습니다.

( )

68. 영화에 등장하는 맞춤형 인간의 출현도 예상된다.

( )

69. 천하 대장군, 지하 여장군이라고 써 있지.

( )

70. 오랫동안 촌장 일을 맡아 보기도 하였다.

( )

71. 조판 과정을 거친 다음, 교정을 거쳐 한지에 인쇄합니다.

( )

72. 우리는 왕릉의 내부를 보기 위하여 조그만 돌층계를 올라갔다.

( )

73. 그들이 가지고 있는 현금 때문이었다.

( )

74. 먼저, 국립 공주 박물관을 둘러 보았다.

( )

다음 訓과 音에 맞는 한자를 쓰세요. (75~78)

75. 맺을 결 ( )   76. 능할 능 ( )

77. 팔 매 ( )   78. 코 비 ( )

다음 漢字와 뜻이 상대 또는 반대되는 漢字를 쓰세요.
(79~81)

79. 死 : (　　)　　　80. 雪 : (　　)　　　81. 輕 : (　　)

다음 (　)에 들어갈 漢字를 보기에서 찾아 그 번호를 써서 漢字語를 만드세요. (82~85)

보기　1. 有　2. 西　3. 明　4. 海
　　　5. 萬　6. 面　7. 生　8. 自

82. 人山人(　　)　　　　　83. 不老長(　　)

84. 世上(　　)事　　　　　85. 東問(　　)答

다음 물음에 답하세요. (86~88)

86.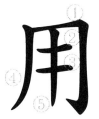

쓰는 순서가 맞는 것을 아래에서 골라 번호를 쓰세요. (　)

1. ④①②③⑤　　　　　2. ④①⑤②③

3. ①④⑤②③　　　　　4. ①④⑤③②

87.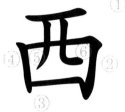

쓰는 순서가 맞는 것을 아래에서 골라 번호를 쓰세요. (　　)

1. ①④②③⑤⑥　　　　　2. ①④②⑤⑥③

3. ④②③①⑤⑥　　　　　4. ①⑤⑥④②③

88.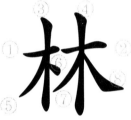

쓰는 순서가 맞는 것을 아래에서 골라 번호를 쓰세요. (　　)

1. ①③②④⑤⑥⑦⑧　　　2. ①②③④⑤⑥⑦⑧

3. ③④①②⑤⑥⑦⑧　　　4. ①③⑤⑥②④⑦⑧

다음 漢字와 뜻이 같거나 뜻이 비슷한 漢字를 例에서 찾아
그 번호를 쓰세요. (89~91)

| 보기 | 1.登　2.出　3.完　4.色　5.白　6.圖 |

89. 光 : (　　)　　　90. 生 : (　　)　　　91. 晝 : (　　)

다음 漢字와 픔은 같은데 뜻이 다른 漢字를 보기에서 골라
그 번호를 쓰세요. (92~94)

보기   1. 主 2. 號 3. 身 4. 窓 5. 心 6. 鼻

92. 湖 : (   )   93. 唱 : (   )   94. 費 : (   )

다음 뜻에 맞는 漢字語를 보기에서 찾아 그 번호를 쓰세요.
(95~97)

보기   1. 國有地   2. 地下水   3. 世上事
      4. 食道樂   5. 習字紙   6. 育林業

95. 세상에서 일어나는 온갖 일. (   )

96. 나무를 심어 가꾸어 목재를 생산하는 사업. (   )

97. 나라가 가지고 있는 토지. (   )

다음 漢字의 약자(획수를 줄인 漢字)를 쓰세요. (98~100)

98. 廣 : (   )   99. 國 : (   )   100. 號 : (   )

다음 漢字語의 讀音을 쓰세요. (1~35)

1. 道場(   )   2. 行樂(   )   3. 急電(   )

4. 球速(   )   5. 强者(   )   6. 道路(   )

7. 在學(   )   8. 式場(   )   9. 力戰(   )

10. 草木(   ) 11. 活氣(   ) 12. 野山(   )

13. 石油(   ) 14. 親愛(   ) 15. 溫和(   )

16. 場外(   ) 17. 休業(   ) 18. 食水(   )

19. 合計(   ) 20. 族長(   ) 21. 熱意(   )

22. 東洋(   ) 23. 號令(   ) 24. 同感(   )

25. 畵風(   ) 26. 親書(   ) 27. 學術(   )

28. 草地(   ) 29. 靑綠(   ) 30. 門前(   )

31. 學習(   ) 32. 校歌(   ) 33. 天地(   )

34. 童心(   ) 35. 農林(   )

다음 漢字의 訓과 音을 쓰세요. (36~59)

36. 擧(   )   37. 敗(   )   38. 停(   )

39. 團(   )   40. 凶(   )   41. 充(   )

42. 冷(   )   43. 景(   )   44. 他(   )

45. 氷(   )   46. 獨(   )   47. 化(   )

48. 序(   )   49. 亡(   )   50. 貴(   )

51. 約(   )   52. 奉(   )   53. 落(   )

54. 展(   )   55. 宿(   )   56. 産(   )

57. 初(   )   58. 葉(   )   59. 飮(   )

다음 밑줄 친 漢字語를 漢字로 쓰세요. (60~74)

60. 혹시 경쟁 업체의 음해 공작이 아닐까요. ?

(   )

61. 사양을 하는 청년들에게 인심 좋게 권하셨습니다.

(   )

62. 지지리 고생만 하다가 간 아내에게 처음으로 준 선물이었지요.

( )

63. 경복궁 광화문 앞 좌우에 있는 석상을 떠올릴 것이다.

( )

64. 우리 나라 성인의 평균 독서량은 1년에 9.6권이라고 한다.

( )

65. 오직 본능에 의해 자연의 섭리대로 적응한다.

( )

66. 교내 대회에서 최우수상을 받은 적도 있습니다.

( )

67. 행정기관들이 설치되어 주민들의 생활 중심지가 되기도 하였다.

( )

68. 노인과 구경꾼들의 비명소리가 동시에 울렸다.

( )

69. 뒷굽의 낡은 못이 모조리 부러져 소생불능이 되었습니다.

( )

70. 저 멀리 지상 세계로 가고 싶다는 소망을 품고 있었다.

( )

71. 어린이들이 등교하는 길로 돌아서 출근하였습니다.

( )

72. 이 시대에 쌀이 서민의 주식이 되지 못하였음을 알 수 있다.

( )

73. 사장은 당장 그를 데려오라고 외쳤습니다.

( )

74. 워셔불은 수면의 자기 모습을 바라보며 솔직하게 말했다.

( )

다음 訓과 音에 맞는 한자를 쓰세요. (75~78)

75. 들을 문 ( )   76. 집 실 ( )

77. 봄 춘 ( )   78. 모일 회 ( )

다음 漢字와 뜻이 상대 또는 반대되는 漢字를 쓰세요. (79~81)

79. 陸 : (　　　)　　　80. 冷 : (　　　)　　　81. 曲 : (　　　)

다음 (　)에 들어갈 漢字를 보기에서 찾아 그 번호를 써서 漢字語를 만드세요. (82~85)

보기　1. 化　2. 衣　3. 別　4. 前
　　　5. 首　6. 勇　7. 食　8. 春

82. (　　　)氣百倍　　　　83. 門(　　　)成市

84. 白(　　　)民族　　　　85. 二八靑(　　　)

다음 물음에 답하세요. (86~88)

86.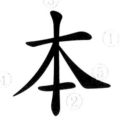

쓰는 순서가 맞는 것을 아래에서 골라 번호를 쓰세요. (　　　)

1. ①③④⑤②　　　　2. ①②③④⑤
3. ③①②④⑤　　　　4. ①③②④⑤

87.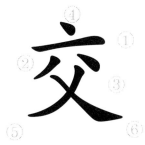

쓰는 순서가 맞는 것을 아래에서 골라 번호를 쓰세요. (   )

1. ①④②③⑤⑥　　　2. ④①③②⑥⑤

3. ①②③⑤⑥④　　　4. ④①②③⑤⑥

88.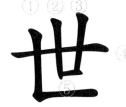

쓰는 순서가 맞는 것을 아래에서 골라 번호를 쓰세요. (   )

1. ④①②③⑤　　　2. ①②③④⑤

3. ④②③⑤①　　　4. ④①②⑤③

다음 漢字와 뜻이 같거나 뜻이 비슷한 漢字를 보기에서 찾아 그 번호를 쓰세요. (89~91)

보기　1. 洋 2. 社 3. 訓 4. 用 5. 明 6. 邑

89. 教 : (   )　　　90. 海 : (   )　　　91. 費 : (   )

다음 漢字와 音은 같은데 뜻이 다른 漢字를 보기에서 골라 그 번호를 쓰세요. (92~94)

> 보기 1. 角 2. 氣 3. 美 4. 木 5. 雪 6. 定

92. 米 : (   )   93. 各 : (   )   94. 說 : (   )

다음 뜻에 맞는 漢字語를 보기에서 찾아 그 번호를 쓰세요. (95~97)

> 보기 1. 地上軍   2. 母國語   3. 植木日
>   4. 在學生   5. 外國語   6. 新入生

95. 자기 나라의 말. (   )

96. 지상에서 전투하는 군대. (   )

97. 새로 입학한 학생. (   )

다음 漢字의 약자(획수를 줄인 漢字)를 쓰세요. (98~100)

98. 舊 : (   )   99. 對 : (   )   100. 醫 : (   )

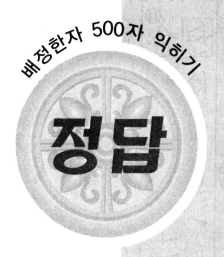

배정한자 500자 익히기

정답

1회 예상문제 (정답)

1. 곡목   2. 자신   3. 가수   4. 친애   5. 해외
6. 통학   7. 금언   8. 한지   9. 속성   10. 대설
11. 차도   12. 활동   13. 전화   14. 독자   15. 체육
16. 동업   17. 국군   18. 한식   19. 학습   20. 독본
21. 자손   22. 온수   23. 성별   24. 농업   25. 유래
26. 출발   27. 구장   28. 행사   29. 화급   30. 가훈
31. 소감   32. 복용   33. 의사   34. 어법   35. 합계
36. 가벼울 경 37. 지낼 력   38. 복 복   39. 사실할 사
40. 악할 악   41. 재앙 재   42. 붙을 착   43. 높을 탁
44. 붓 필   45. 검을 흑   46. 더할 가   47. 생각할 념
48. 섬 도   49. 일할 노   50. 곱 배   51. 베낄 사
52. 책상 안   53. 쌓을 저   54. 간여할 참 55. 칠 타
56. 물건 품   57. 허락할 허   58. 세울 건   59. 볼 관
60. 自信 61. 子孫 62. 農民 63. 有名   64. 使用   65. 活氣
66. 社會 67. 作別 68. 童話 69. 空間   70. 時代   71. 休紙
72. 工場 73. 畵室   74. 全部
75. 習 76. 席 77. 重 78. 形 79. 惡 80. 敗 81. 寒
82. 3   83. 6   84. 5   85. 1 86. 3 87. 1 88. 2
89. 6   90. 3   91. 2   92. 4 93. 3 94. 5 95. 4 96. 2 97. 3
98. 独 99. 万 100. 区

2회 예상문제 (정답)

1. 발표　　2. 야광　　3. 만물　　4. 개장　　5. 한국
6. 소품　　7. 합작　　8. 성공　　9. 지주　　10. 운동
11. 차도　　12. 자족　　13. 임야　　14. 현업　　15. 출장
16. 양약　　17. 학생　　18. 군가　　19. 공작　　20. 생활
21. 광선　　22. 애인　　23. 서체　　24. 동감　　25. 지도
26. 물색　　27. 일기　　28. 효도　　29. 생수　　30. 노형
31. 호수　　32. 청기　　33. 문집　　34. 화가　　35. 전사
36. 빗장 관　37. 쇠 철　　38. 소비할 비　39. 말씀 담　40. 숯 탄
41. 서로 상　42. 헤아릴 료　43. 반드시 필　44. 더울 열　45. 바랄 망
46. 찰 한　47. 법 전　　48. 변할 변　　49. 공경할 경　50. 꾸짖을 책
51. 가릴 선　52. 터 기　　53. 널빤지 판　54. 기를 양　55. 이를 도
56. 근심 환　57. 붉을 적　58. 밝을 랑　　59. 바탕 질
60. 正面　61. 出世　62. 本人　63. 同行　64. 活用　65. 人間
66. 住所　67. 弟子　68. 出現　69. 地下　70. 村長　71. 校正
72. 內部　73. 現金　74. 國立
75. 結　76. 能　77. 賣　78. 鼻　79. 生　80. 雨　81. 重
82. (4)　83. (7)　84. (5)　85. (2)　86. (1)　87. (2)　88. (4)
89. (4)　90. (2)　91. (6)　92. (2)　93. (4)　94. (6)　95. (3)
96. (6)　97. (1)
98. 広　99. 国　100. 号

3회 예상문제 (정답)

1. 도장   2. 행락   3. 급전   4. 구속   5. 강자

6. 도로   7. 재학   8. 식장   9. 역전   10. 초목

11. 활기   12. 야산   13. 석유   14. 친애   15. 온화

16. 장외   17. 휴업   18. 식수   19. 합계   20. 족장

21. 열의   22. 동양   23. 호령   24. 동감   25. 화풍

26. 친서   27. 학술   28. 초지   29. 청록   30. 문전

31. 학습   32. 교가   33. 천지   34. 동심   35. 농림

36. 들 거   37. 패할 패   38. 머무를 정   39. 둥글 단

40. 흉할 흉   41. 가득할 충   42. 찰 랭   43. 볕 경

44. 다를 타   45. 얼음 빙   46. 홀로 독   47. 될 화

48. 차례 서   49. 망할 망   50. 귀할 귀   51. 맺을 약

52. 받들 봉   53. 떨어질 락   54. 펼 전   55. 묵을 숙

56. 낳을 산   57. 처음 초   58. 잎 엽   59. 마실 음

60. 工作   61. 人心   62. 苦生   63. 左右   64. 成人   65. 本能

66. 校內   67. 住民   68. 同時   69. 不能   70. 地上   71. 登校

72. 主食   73. 社長   74. 水面

75. 聞   76. 室   77. 春   78. 會   79. 海   80. 溫   81. 直

82. (6)   83. (4)   84. (2)   85. (8)   86. (1)   87. (4)   88. (3)

89. (3)   90. (1)   91. (4)   92. (3)   93. (1)   94. (5)   95. (2)   96. (1)

97. (6)

98. 旧   99. 対   100. 医